Heribert Möllinger

Homöopathie
Die große Kraft der kleinen Kugeln

Heribert Möllinger

Homöopathie

Die große Kraft der kleinen Kugeln

Ein praktischer Leitfaden für Patienten

MIX
Papier aus verantwortungsvollen Quellen
FSC® C019821

Neuausgabe 2013
Bisheriger Titel: Homöopathie – Die große Kraft der kleine Kugeln
© Verlag Herder GmbH, Freiburg im Breisgau 1998
Alle Rechte vorbehalten
www.herder.de

© AIRA Verlag
in der vks verlagskontor süd GmbH, Freiburg im Breisgau 2013
Alle Rechte vorbehalten
www.aira-verlag.de
Umschlagkonzeption: Guter Punkt, München
Umschlagmotiv: © Flydine / shutterstock

Druck und Bindung: Druckerei C. H. Beck, Nördlingen
Printed in Germany
ISBN 978-3-95474-100-7

Für
Hannah, Edith, Kim, Rebecca

Inhalt

Einleitung 11

1. Kapitel
Der erste Schritt in unbekannte Regionen
Welche Krankheiten können homöopathisch behandelt werden? Wann kann man einen homöopathischen Arzt aufsuchen? 18

2. Kapitel
Der erste Besuch beim homöopathischen Arzt. Gemeinsamkeiten und Unterschiede in der Sprechstunde des Schulmediziners und des Homöopathen
Die Betrachtung der Gesamtpersönlichkeit des Patienten in seiner körperlichen und seelischen Befindlichkeit . 27

3. Kapitel
Die Ähnlichkeitsregel – das Bündnis mit der Krankheit. Arzneimittelbild und Gesamtheit der Patientensymptome
Hierarchie der Symptome und Repertorisation 39

4. Kapitel
Die homöopathische Arznei
Die erste Verordnung. Globuli, Tabletten, Verreibungen, Tropfen. Herstellung homöopathischer Arznei. Die homöopathische Arzneimittelprüfung 48

5. Kapitel
Potenzen und Dosierung
Der Streit um den Würfelzucker im Bodensee. Geistartige Wirkung. Wirkungshindernisse 58

6. Kapitel
Der Verlauf einer akuten Erkrankung unter homöopathischer Behandlung
Die Erstverschlimmerung. Weitere Konsultationen . 71

7. Kapitel
Die Behandlung chronischer Krankheiten als Domäne der Homöopathie
Die Anamnese bei chronischen Erkrankungen 84

8. Kapitel
Zeitdimensionen homöopathischer Behandlung
Die zweite und folgende Verordnung. Die Konstitution in der Homöopathie 103

9. Kapitel
Homöopathie und andere Therapieformen
Sinnvolle Ergänzungen. Was muss, was kann, was darf auf keinen Fall abgesetzt werden? Impfungen. Eigenbluttherapie. Bachblüten. Akupunktur. Komplexmittel. Pflanzliche Mittel und Tees. Fasten. Reisen. Psychotherapie ... 118

10. Kapitel
Die Kunst der Selbstbeobachtung
Der autonome Patient 133

11. Kapitel
Homöopathie und Umwelt
Die Immunabwehr. Die Ernährung 144

12. Kapitel
Stellung der Homöopathie in der Gesamtmedizin
*Ausblick und Perspektiven. Homöopathie als Medizin für
alle und Medizin der Zukunft* 154

Literatur *165*

Adressen *167*

Kleines Lexikon der wichtigsten Begriffe *168*

Einleitung

Die mittlere Lebenserwartung ist in den hochentwickelten Industriestaaten seit der Mitte des 19. Jahrhunderts kontinuierlich angestiegen. Im Durchschnitt können wir bei unserer Geburt damit rechnen, 70 Jahre oder älter zu werden, gut doppelt so alt wie vor 200 Jahren. Diese an sich erfreuliche Tatsache hat allerdings den großen Nachteil, dass wir dadurch auch häufiger und länger krank werden. Im gleichen Maß, wie sich die Lebenserwartung verlängert hat, hat auch das Erkrankungsrisiko zugenommen. Krankheit ist sozusagen ein fester Bestandteil unserer Existenz geworden, Gesundheit wurde für viele das „höchste Gut". Die Medizin als Kunst der Heilung von Krankheit und der Vorbeugung von Krankheiten ist damit ein wesentlicher Faktor im modernen Leben. Bei näherem Hinsehen zeigt sich, dass es sich bei dieser Kunst nicht um eine einheitliche Disziplin handelt, mit deren Hilfe die Menschen von ihren Gebrechen befreit werden. Vielmehr gibt es innerhalb der Medizin eine große Zweiteilung in eine allgemein vorherrschende, naturwissenschaftlich fundierte „Schulmedizin" und andere, gern als „alternativ" bezeichnete Heilmethoden. Eine dieser sogenannten Alternativmethoden, die in Wahrheit schon sehr alt ist, ist die Homöopathie.

Immer mehr Menschen wenden sich, wenn sie erkrankt sind, von der Schulmedizin ab und suchen nach sanfteren, natürlicheren, weniger technischen Alternativen. Hierbei spielt die Homöopathie eine Rolle von zunehmender Bedeutung. Obwohl die Homöopathie von der etablierten universitären Schulmedizin nach wie vor bekämpft und als unwirksam abgetan wird, hat sowohl unter den Ärzten als auch unter den Patienten längst die „Abstimmung mit den Füßen" begonnen. Ein wesentliche Rolle spielt hierbei der Aspekt des „Ganzheitlichen". Ein homöopathischer Arzt kümmert sich nicht nur um die Leber, die Niere oder den Hautausschlag eines Patienten, er interessiert sich für den ganzen Menschen, auch und vor allem unter Einbeziehung seiner sozialen und seelischen Befindlichkeit. Nach jahrzehntelangem wissenschaftlich fundiertem „Analysieren" und Unterteilen des Menschen in immer mehr Einzelbereiche durch die Schulmedizin, mit der daraus resultierenden Entfremdung des Patienten von seinem Arzt und von sich selbst, richtet sich das Interesse vieler auf jene Art der Medizin, die sie in ihrer Gesamtheit, als lebendige Person mit all ihren Stärken und Schwächen, ernst nimmt und annimmt.

Tatsächlich kann man derzeit eine breite Strömung in Richtung Homöopathie feststellen. Dabei kursieren viele Un- und Halbwahrheiten über die Homöopathie, Fehlinformationen, die nicht nur von ihren Gegnern, deren es unter der Schulärzteschaft eine große Anzahl gibt, sondern auch von ihren Anhängern verbreitet werden. Homöopathie hilft nur, wenn man daran glaubt, Homöopathie hilft nur bei an sich schon harmlosen Erkrankungen, Homöopathie wirkt nur langsam, sind nur einige der verbreiteten Vorurteile. Dem ist entgegenzuhalten, dass die Homöopathie eine klar umrissene und wissenschaftlich fundierte Behandlungsmethode innerhalb der Medizin ist. Sie verfügt zudem über einen reichen Schatz weitgehend zugänglicher Informationsquellen, die sich in erster Linie an die interessierten Fachleute – Ärzte und Apotheker – wenden. Weit weniger Literatur über die Grundlagen der Homöopathie und über deren Behandlungsmöglichkeiten gibt es für Menschen ohne medizinische Grundausbildung.

Dieses Buch soll darüber informieren, was Homöopathie eigentlich ist, was sie kann und auch wo ihre Grenzen sind. Es will allen, die sich dafür interessieren, eine Hilfestellung geben für die verschiedenen Fragen, die im Zusammenhang mit einer homöopathischen Behandlung auftauchen. Die häufigen Fragen „Wo finde ich einen guten homöopathischen Arzt?", „Wer kann überhaupt einen homöopathischen Arzt aufsuchen?", „Mit welchen Krankheiten kann ich zum homöopathischen Arzt gehen?" sollen in diesem Buch ernst genommen werden. In der Art eines Leitfadens soll es dem Patienten ermöglichen, mit ausreichender Vorinformation und Sicherheit den Weg in die homöopathische Praxis zu nehmen.

Darüber hinaus sollen die wesentlichen Unterschiede zur schulmedizinischen Behandlung dargestellt werden. Ausgangspunkt für die Entstehung dieses Buches war die Idee des informierten Patienten, der durch diese Lektüre etwas unabhängiger von den Halbgöttern in Weiß sich selbst für die ihm zuträglichste Art der Behandlung entscheiden kann. Allzuoft nämlich fühlen sich im heutigen Medizinbetrieb Patienten den Ärzten und ihren Apparaten und dem damit verbundenen „Geheimwissen" regelrecht ausgeliefert.

Die in den letzten Jahren zunehmende Bedeutung der Homöopathie ist eng verknüpft mit einer tiefen Krise der konventionellen Medizin. Ärzte sehen sich heute vielfach in der Rolle des Zauberlehrlings, der die Geister, die er rief, nicht mehr los wird. Jeder Patient kennt die tiefe Skepsis, die einen befällt, wenn man nach überstandenem Arztbesuch aus der Apotheke nach Hause kommt und den Beipackzettel des vom Doktor in bester Absicht verordneten Medikaments liest. Etwas vereinfacht könnte man es so auf den Punkt bringen: Je stärker ein Medikament wirkt, desto zahlreicher sind andrerseits auch seine unerwünschten oder Nebenwirkungen. Kein Wunder, dass sich die Patienten bezüglich der verordneten Medikamente immer unzuverlässiger verhalten, um so wenig „Gift" oder „Chemie" wie möglich zu schlucken. Andrerseits herrscht seitens der Schulmedizin die ungebrochene Tendenz zu immer stärker wirksamen Pharmaka vor. Logische Konsequenz: Immer mehr Patienten lassen sich, wenn sie die Wahl haben, sogenannte „natürliche", „sanfte" Medikamente verschreiben, häufig mit dem Hintergedanken: Wenn es auch möglicherweise nicht viel nützt, so kann es doch wenigstens nicht noch mehr schaden. In der Homöopathie sind die verwendeten Dosen so gering, dass unerwünschte oder gar schädliche Nebenwirkungen in der Regel nicht auftreten. Dass und wie homöopathische Mittel wirken, soll im Verlauf des Buches deutlich gemacht werden.

Ein zweiter wesentlicher Grund für die Krise der naturwissenschaftlichen Medizin liegt in ihrer für den Patienten immer bedrohlicher wirkenden Technisierung. Der Kontakt mit einer wichtigen Bezugsperson vieler Menschen, mit ihrem Arzt, wird auf ein zeitliches Minimum komprimiert: Das Gespräch ist fast nichts, die technische Untersuchung fast alles wert. Beim homöopathischen Arzt hingegen muss für die Erstanamnese, oft auch für folgende Beratungen, eine Stunde und mehr Zeit verwendet werden, bis sich der Arzt ein genaues Bild über die Krankheit seines Patienten, über den ganzen Menschen, machen kann. Hierzu Ausführlicheres im Kapitel 2 „Der erste Besuch beim homöopathischen Arzt" sowie im Kapitel 7 „Die homöopathische Anamnese".

Ein dritter wunder Punkt der heutigen Medizin liegt in der stetigen Zunahme chronischer Erkrankungen, die aus der Sicht der Schulmedizin in der Regel nicht zu heilen sind. Darunter zählen eine Vielzahl von Hautkrankheiten (Psoriasis, Neurodermitis, Ekzemkrankheiten), aber auch Krankheiten des rheumatischen Formenkreises (Arthrose, Gelenkrheumatismus, Muskelrheuma, Wirbelsäulenerkrankungen etc.), neurologische Erkrankungen (Multiple Sklerose, Alzheimersche Erkrankung etc.), chronische Infektionskrankheiten (Hepatitis, Aids), Herz- und Gefäßerkrankungen (Arteriosklerose, Bluthochdruck, koronare Herzerkrankung), Kopfschmerzsyndrome wie Migräne, Trigeminusneuralgie, das große Feld der allergischen Erkrankungen vom einfachen Heuschnupfen über das Ekzem bis zum Asthma bronchiale, um nur einen Ausschnitt aus der Vielzahl der chronischen Erkrankungen zu bieten. In der Regel hat die Schulmedizin in diesen Bereichen kein kausales Therapiekonzept, also eine Erkennung und Behandlung der Krankheit in ihren Ursachen und nicht in ihren Symptomen, vorzuweisen.

Darüber hinaus steht man häufig vor dem Phänomen, dass die drastische und unterdrückende medikamentöse Therapie, wie sie in der Schulmedizin üblich ist, die Probleme vom akuten in den chronischen Bereich verlagert. Tatsächlich steht den unbestreitbaren Fortschritten der Schulmedizin bei den akuten und da vor allem bei den Infektionskrankheiten eine ungebrochene Zunahme der chronischen Erkrankungen gegenüber. Wer kennt nicht die zahllosen Berichte, wo zum Beispiel aus einem jahrelang mit Cortisonsalben behandelten Hautausschlag eine Bronchialerkrankung oder eine Darmerkrankung wurde. Gerade diesen „Folgen der Unterdrückung von Symptomen" widmet die Homöopathie ihre besondere Aufmerksamkeit. Über die Wiederherstellung des unterdrückten Zustandes wird die Behandlung der ursprünglichen Krankheit, die über die Unterdrückung erst chronisch wurde, ermöglicht. Wie und mit welchem Konzept die Homöopathie sich der chronischen Krankheiten annimmt, findet sich im 7. Kapitel über „Anamnese bei chronischen Erkrankungen" sowie im Kapitel 8 „Die Konstitution".

Ein vierter und immer bedrohlichere Ausmaße annehmender Faktor für die Krise unseres Gesundheitssystems liegt in der aus den Fugen geratenden Kostendimension. Der technische Fortschritt hat uns an die Grenze dessen gebracht, was für Krankheit noch bezahlt werden kann. Die Zeit dürfte nicht mehr fern sein, wo bestimmte Untersuchungen oder Therapien aus Kostengründen nicht mehr für jeden zur Verfügung stehen. Auch im Sektor der medikamentösen Behandlung sind die Kosten in den letzten Jahren explodiert.

Gesundheit wird in Form von Tabletten oder Spritzen eingenommen, je mehr, desto besser. Gerade in dieser Situation bietet die Homöopathie eine radikale Alternative. Homöopathische Medikamente sind durch die Art ihrer Herstellung und ihre lange Haltbarkeit ohnehin schon sehr billig. Andrerseits ist eine der Grundideen der homöopathischen Arzneitherapie, dass die geringstmögliche Dosis verwendet wird, und dies in seltenen und sich vergrößernden Abständen. Dass dahinter keine Gewinnspannen liegen, die für große Pharmakonzerne interessant sind, liegt auf der Hand. Hier liegt mit Sicherheit auch ein Grund dafür, dass die Homöopathie trotz ihrer Erfolge und zunehmenden Popularität so viele einflussreiche Gegner hat.

Das vorliegende Buch will möglichst vielen Patienten einen Einblick in die Grundzüge der Homöopathie bieten, Unterscheidungskriterien zur Schulmedizin herausarbeiten und Berührungsängste abbauen. Jeder kranke Mensch sollte aufgrund eigener Einsicht in die Lage versetzt werden, sich nach Wunsch und Möglichkeit homöopathisch behandeln zu lassen. Gerade die Homöopathie bietet in vielen Problembereichen der heutigen Medizin menschenfreundliche und angesichts ihres Alters höchst „moderne" Ansätze zu einer ganzheitlichen Medizin der Zukunft.

1. KAPITEL

Der erste Schritt in unbekannte Regionen

Welche Krankheiten können homöopathisch behandelt werden? Wann kann man einen homöopathischen Arzt aufsuchen?

Es gibt viele Vorurteile über die Homöopathie. Zu den am meisten verbreiteten gehört die Meinung, man könne nur mit an sich schon harmlosen Gesundheitsstörungen zum homöopathischen Arzt gehen. Andererseits trifft man häufig auf verzweifelte Patienten, die erst nach Ausschöpfung aller konventionellen Therapiemethoden mit einer schweren chronischen Erkrankung quasi als letzte Hoffnung nun auch noch die Homöopathie versuchen. In Wahrheit aber bedeckt die Homöopathie das gesamte Feld zwischen den genannten Extremen. Sowohl leichte als auch schwere akute Erkrankungen – abgesehen von lebensbedrohlichen Notfällen –, als auch die meisten chronischen Erkrankungen sind vom kompetenten homöopathischen Arzt mit Aussicht auf Erfolg zu behandeln. Abgesehen von der Chirurgie im Falle eines notwendigen, weil lebenserhaltenden Eingriffs, gibt es kaum ein Fach innerhalb der Medizin, für das die Homöopathie nicht therapeutische Alternativen anzubieten hätte.

Häufig werden die chronischen Krankheiten als die eigentliche Domäne der Homöopathie bezeichnet. Dabei wird aber übersehen, dass die Homöopathie über adäquate Mittel verfügt, akute Prozesse sanft und sicher zu behandeln. Es ist in unserer leistungsorientierten Gesellschaft immer fragwürdiger, krank zu werden, also Schwäche zu zeigen. Wer krank ist, fällt als Arbeitskraft aus und stört die immer komplexeren Arbeitsabläufe in den Betrieben und Institutionen. Trotz hoher Arbeitslosigkeitsraten kann die Leistungsgesellschaft auf kein einziges Rädchen im System verzichten. Der daraus resultierende Druck auf Mitarbeiter nimmt kontinuierlich zu und erhöht das Krankheitsrisiko zusätzlich. Der Griff zum schnell wirkenden chemischen Medikament, das die Symptome der Krankheit unterdrückt und den Patienten in kürzester Zeit wieder „einsatzfähig" macht, ist naheliegend und verlockend. Dass durch die Unterdrückung eines Fiebers, die Dämpfung von Kopf- oder Gliederschmerzen, die Beseitigung eines Hautausschlages eine Krankheit nicht ursächlich bekämpft, sondern nur in den psychosomatischen Untergrund getrieben wird, wird wegen des leicht erzielten Erfolges von vielen Patienten in Kauf genommen. Mit Heilung hat dies allerdings herzlich wenig zu tun. Dieses verbreitete Verhalten birgt im Gegenteil für die Gesundheit jedes einzelnen und damit auch für die „Volksgesundheit" erhebliche Risiken, die sich oft erst viel später zeigen. Der vermeintlich schnell und sicher erzielte Erfolg wird oft genug zur Grundlage für die Entwicklung chronischer und damit schwer oder nicht mehr heilbarer Krankheiten. Hierüber wird in den folgenden Kapiteln noch vielfach die Rede sein.

Für die allermeisten akuten Erkrankungen ist eine homöopathische Behandlung durchaus erfolgversprechend. Selbst beim so wichtigen Faktor Zeit braucht sich die Homöopathie nicht hinter der Schulmedizin zu verstecken. Akute Entzündungen der oberen Luftwege von Nasennebenhöhlenerkrankungen, über Hals-, Rachen- und Mandelentzündungen bis hin zu Bronchitis und Lungenentzündungen sind ebenso sanft und sicher homöopathisch heilbar wie banale oder hochfieberhafte grippale Infekte, Ohr- und Mittelohrentzündungen oder auch akute infektiöse Augenerkrankungen. Infekte von Magen und Darm mit Erbrechen, Übelkeit, Bauchschmerzen, Durchfall gehören hierher genauso wie Erkrankungen der sogenannten Urogenitalorgane, also etwa eine Entzündung der Eierstöcke oder eine Harnwegsentzündung. Selbst bei hochakuten entzündlichen Prozessen kann unter guter Beobachtung des Kranken und bei entsprechender Erfahrung mit einem homöopathischen Mittel versucht werden, die Entzündung ohne drastische Eingriffe auszuheilen. Zu den akuten Geschehnissen gehören auch Unfälle, die, wenn sie nicht chirurgisch versorgt, also genäht oder – bei Knochenbrüchen – eingerichtet werden müssen, durchaus und unter teilweise erheblicher Abkürzung des Heilungsprozesses homöopathisch behandelt werden können. Häufig kann man feststellen, dass akute Erkrankungen gerade unter homöopathischer Behandlung erstaunlich rasch innerhalb kürzester Zeit ausheilen. Hierzu als Illustration ein Fall aus der Praxis:

Eines Sonntagabends rief die Mutter eines siebenjährigen Jungen aus einem weiter weg gelegenen Dorf an. Der kleine Kerl hatte draußen gespielt und dabei ordentlich geschwitzt. Als der kühle Abendwind kam, dachte er gar nicht daran, mit dem Spielen aufzuhören, er balgte sich weiter mit seinen Freunden. Um halb sieben kam er zum Abendessen kurz rein, um sich für weitere Heldentaten zu stärken. Während des Abendessens wurde er plötzlich unruhig und bekam einen roten Kopf, dann klagte er über Ohrenschmerzen. Zwei Stunden später rief mich die Mutter an, ich konnte den Sohn im Hintergrund schreien hören, die Schmerzen waren unerträglich geworden. Ihrer Schilderung nach hatte er knapp 40 Grad Fieber, schwitzte und warf sich schreiend auf seinem Bett hin und her. Das rechte Ohr war es vor allem. Mehr war von der besorgten Mutter nicht zu erfahren. Ein Hausbesuch kam wegen der großen Entfernung nicht in Frage. Höchstwahrscheinlich, soweit dies aufgrund der Umstände festzustellen war, handelte es sich um eine akute Mittelohrentzündung, Eile und Vorsicht waren geboten. Aufgrund der geschilderten Symptome wurde der Mutter empfohlen, dem kleinen Patienten ein homöopathisches Mittel zu verabreichen, Belladonna C6, das sie in ihrer homöopathischen Hausapotheke hatte. Bis spätestens Mitternacht sollte sie sich wieder melden. Bei Nichtbesserung wurde das Aufsuchen des örtlichen Schulmediziners zur Bedingung gemacht, der mit Antibiotika und Schmerzmitteln die Erkrankung vorläufig in den Griff bekommen würde. Ich wurde nachts nicht mehr angerufen und fragte mich, ob die Mutter wegen des dramatischen Verlaufs nicht doch gleich den Kollegen bemüht hatte. Der Anruf kam dann am nächsten Morgen in der Sprechstunde. Der Junge hatte noch ca. eine halbe Stunde „geschrien wie am Spieß", sei dann allmählich ruhiger geworden und eine Stunde später eingeschlafen. Das Fieber stand zu diesem Zeitpunkt bei 38,8. Am nächsten Morgen nur noch leichtes Fieber, die Schmerzen waren weg, und der Junge bestand darauf, in die Schule zu gehen, um dort seine Altersgenossen zu treffen. Dies musste er allerdings um einen Tag verschieben, um einen Rückfall zu vermeiden.

Zwischen Beginn und Ende dieses akuten Prozesses lagen also gerade mal 14 Stunden. Die Erkrankung war hochakut, äußerst schmerzhaft und verlangte nach unmittelbarer Hilfe. Auch hochwirksame Schmerzmittel und starke Antibiotika sind in einem solchen Fall nicht schneller als ein gut gewähltes Homöopathikum. Allerdings sind gerade in solch akuten Fällen wie dem gerade geschilderten keine Experimente erlaubt. Nur wer sich des Mittels ganz sicher ist, sollte homöopathisch behandeln; wenn der Fall nicht klar ist oder sonst ein großes Risiko besteht, sollte schulmedizinisch behandelt werden. In hochakuten Fällen kann man schon nach wenigen Stunden erkennen, ob das homöopathische Mittel „zieht".

Mehr zur Problematik der Behandlung akuter und hochakuter Erkrankungen im entsprechenden Kapitel.

Grundsätzlich kann man sagen, dass sämtliche akuten Erkrankungen, die nicht unmittelbar lebensbedrohlich sind und deshalb intensivmedizinisch behandelt werden müssen, für eine homöopathische Behandlung in Frage kommen. Man braucht dafür nur einen kompetenten Arzt, der in der Lage ist, aufgrund seiner Ausbildung in beiden Bereichen, also in Schulmedizin und Homöopathie, zu entscheiden, ob eine Krankheit homöopathisch behandelt werden kann oder schulmedizinisch behandelt werden muss. Die Frage lautet also: Wo und wie findet man einen homöopathischen Arzt, und wie erkennt man, ob er kompetent ist?

Auf dem Praxisschild eines niedergelassenen Arztes findet man für gewöhnlich den Namen des Doktors, seine Fachbezeichnung (Allgemeinmedizin, Innere Medizin, Orthopädie etc.) sowie manchmal eine sogenannte Zusatzbezeichnung für besondere Fähigkeiten, die der Arzt außer seiner Fachausbildung erworben hat, also etwa Sportmedizin, Naturheilverfahren, Homöopathie. Ohne diese Zusatzbezeichnung „Homöopathie" kann ein Patient nicht damit rechnen, kompetent homöopathisch behandelt zu werden. Naturheilverfahren und Homöopathie werden oft in einem Atemzug genannt, sind aber bei Weitem nicht dasselbe. Beiden ist gemeinsam, dass sie nach sanfteren Alternativen zur Drastik der Schulmedizin suchen. Sie tun dies aber auf sehr verschiedene Weise. Dies drückt sich auch darin aus, dass für jede dieser Zusatzbezeichnungen ein eigener Weiterbildungsgang besteht, der vom Arzt komplett durchlaufen werden muss, ehe er mit Recht diese Tätigkeitsbezeichnung auf seinem Schild führen darf. In der Regel sieht dies so aus, dass nach erfolgtem Medizinstudium eine mehrjährige Krankenhaustätigkeit zum praktischen Erlernen der ärztlichen Tätigkeit vorgeschrieben ist. Erst danach darf sich ein Arzt in eigener Praxis niederlassen. Und erst während seiner praktischen Tätigkeit kann er die vorgeschriebene Weiterbildung von mindestens drei Jahren absolvieren, die es ihm ermöglicht und erlaubt, „Homöopathie" auf sein Praxisschild und ins Telefonbuch zu schreiben.

Es soll hier nicht verschwiegen werden, dass homöopathische Mittel im Prinzip von jedem Arzt verordnet werden können, ob er nun die geeignete Ausbildung hat oder nicht. Klar ist jedoch, dass diese Medikamente nur dann richtig wirken können, wenn sie gemäß den Regeln homöopathischen Heilens angewandt werden. Eine Verordnung im Fünfminutentakt aufgrund von Diagnosen ist hierbei nicht möglich. Die Homöopathie verfügt über durchdachte und präzise Vorschriften zur Ausübung ihrer Heilkunst, über die Einzelheiten wird in späteren Kapiteln noch manches zu lesen sein. Nur Ärzte, die diese Regeln beherrschen, sind in der Lage, ihre Patienten adäquat und erfolgreich homöopathisch zu behandeln. Woran kann ein Patient erkennen, dass er mit großer Wahrscheinlichkeit angemessen behandelt wird?

Neben der schon genannten Zusatzbezeichnung „Homöopathie", die einen Arzt als mit großer Wahrscheinlichkeit ausreichend für diese Tätigkeit qualifiziert ausweist, hat diese Tätigkeit ein paar Merkmale, die sie von anderen ärztlichen Tätigkeiten deutlich abgrenzen. Von der Struktur des Praxisablaufs her sind diese Unterschiede nicht so sehr gravierend: weniger Technik und Labor, dafür mehr und längeres Gespräch, von daher häufig von vornherein die Notwendigkeit eines ausgefeilten Terminsystems. In der Regel wird der Patient nach Abgabe seines Krankenscheins oder seiner Versichertenkarte und der obligatorischen Inkaufnahme einer mehr oder weniger langen Zeit im Wartezimmer seinen homöopathischen Arzt zuerst vor allem zur orientierenden Abklärung der allgemeinen Situation und der Planung des weiteren Vorgehens kennenlernen. Beim Vorliegen einer akuten Erkrankung wird diese natürlich sofort behandelt werden, für alle anderen gesundheitlichen Probleme aber wird ein Termin vereinbart werden müssen. Hierbei ist häufig mit einer Stunde und mehr Zeit zu rechnen, denn so viel Zeit wird der Arzt benötigen, um sich im Rahmen der „Erstanamnese" (siehe S. 27) alle zur Behandlung nötigen Informationen zu verschaffen. Wie sich später zeigen wird, haben solche Gespräche häufig einen sehr vertraulichen und persönlichen Charakter, sodass ein guter Draht zwischen Patient und Arzt wesentliche Voraussetzung ist, ähnlich wie bei einer Psychotherapie. Beiden Verfahren ist gemeinsam, dass das Gespräch der wesentliche Teil der Arzt-Patient-Begegnung ist. Dementsprechend ist zwischen erstem Kontakt und tatsächlichem Behandlungsbeginn häufig eine gewisse Wartezeit in Kauf zu nehmen, mit Ausnahme der akuten Erkrankungen, die mit vertretbarem Zeitaufwand auch im Rahmen einer Erstkonsultation oder eines Hausbesuchs effektiv behandelt werden können.

Neben den bereits genannten Merkmalen gibt es ein weiteres Kennzeichen homöopathischer Tätigkeit, das neue Patienten häufig zuerst befremdet: Während der Konsultation wird der homöopathische Arzt immer wieder in Büchern blättern, deren er mehrere auf seinem Schreibtisch hat. Medizinische Instrumente spielen die geringere Rolle. Dies spricht nun keineswegs für die mangelnden Kenntnisse des Arztes. Vielmehr ist die Fülle an Information über die verfügbaren homöopathischen Arzneien derart umfänglich, dass ein Speichern dieser unübersehbaren und sehr differenzierten Datenmenge für kein Menschengehirn zu leisten ist. Dieses Benutzen großer Nachschlagewerke ist also ein Merkmal besonderer Sorgfalt. Tatsächlich muss ein homöopathischer Arzt seine Arznei aus einer unvorstellbar großen Fülle an Information auswählen, sodass selbst das beste Gedächtnis nur zu unzureichenden Ergebnissen kommen würde. Aus späteren Kapiteln wird hervorgehen, in welcher Weise die Nachschlagewerke zum Auffinden des einzig passenden Arzneimittels eingesetzt werden.

Der rein äußerlich vielleicht wesentlichste Unterschied liegt jedoch in der Art der Verordnung. Auch im Zeitalter der Sparzwänge gehen die meisten Patienten mit großen Schachteln bunter Pillen von Arzt und Apotheke nach Hause. Das krasse Gegenteil zu dieser Materialschlacht herrscht beim Homöopathen vor: Ein einziges Mittel wird oft nur verabreicht, häufig (im akuten Fall) nur wenige Tage in absteigender Häufigkeit, noch öfter aber nur wenige Male, und bei chronischen Krankheiten nur einmal für längere Zeit bzw. bei den sogenannten Q-Potenzen (siehe S. 61) je eine Minimaldosis über mehrere Tage. Die Mengen dieser Kügelchen sind häufig so bemessen, dass zwei oder drei winzige weiße Pillchen, Globuli genannt, dem verdutzten Patienten auf die Hand gegeben werden mit der Anweisung, sie auf der Zunge zergehen zu lassen. Für Patienten, die die normalen Arzneimengen der Schulmedizin gewohnt sind, liegt hier oft der wichtigste Grund der Verunsicherung und der sichtbarste Unterschied. Nicht viel hilft hier viel, sondern so wenig wie möglich (an Menge). Und wenn dann ein Patient nach Hause kommt und feststellt, dass er für den gleichen Halsschmerz wie seine Frau ein ganz verschiedenes Medikament bekommen hat, dass aber seine Mutter eben dasselbe Medikament wie er gegen ihre Krampfadern verordnet bekam, ist die Verwirrung komplett. Im weiteren Verlauf soll Schritt für Schritt Licht in dieses Durcheinander gebracht werden. Die Prinzipien der Homöopathie sind zwar von denen der Schulmedizin grundverschieden, sie sind jedoch ohne Weiteres verständlich und nachvollziehbar.

Zusammenfassend sei festgehalten, dass im Prinzip jeder mit fast jeder Erkrankung einen homöopathischen Arzt aufsuchen kann. Es können akute und chronische Krankheiten behandelt werden. Bei der Suche nach kompetenter homöopathischer Behandlung verlasse man sich zuerst auf die Zusatzbezeichnung, gerade hier aber ist oft auch die Weiterempfehlung durch andere Patienten ein probater Weg, „seinen" Homöopathen zu finden. Am Schluss dieses Buches sind Möglichkeiten aufgelistet, wie man entsprechende Adressen bekommen kann. Beim ersten Kontakt sollte das eigene Gefühl den Ausschlag geben: „Kann ich zu diesem Menschen Vertrauen fassen?" Die Basis der homöopathisch-ärztlichen Tätigkeit ist das Gespräch, weswegen mit mehr Zeitaufwand zu rechnen ist, als man dies aus „normalen" Arztpraxen kennt.

2. KAPITEL

Der erste Besuch beim homöopathischen Arzt. Gemeinsamkeiten und Unterschiede in der Sprechstunde des Schulmediziners und des Homöopathen

Die Betrachtung der Gesamtpersönlichkeit des Patienten in seiner körperlichen und seelischen Befindlichkeit

Um sich über die unterschiedliche Vorgehensweise des homöopathischen Arztes klarzuwerden, ist es sinnvoll, sich zuerst die Technik eines „normalen" Mediziners vor Augen zu führen. Ärztliches Denken und Handeln folgt klaren Richtlinien, die sich im Lauf der Entwicklung dieses Berufes zu dem entwickelt haben, was sie heute sind, in der Schulmedizin wie in der Homöopathie. Am Beginn eines „konventionellen" Arztbesuches steht üblicherweise eine kurze Befragung, Anamnese genannt. Der Patient berichtet dem Arzt, was er hat oder was ihm fehlt, je nach Sichtweise. Nach der Schilderung der Beschwerden folgt die ärztliche Untersuchung, die heute in der Regel den breitesten Raum einnimmt. Sie gliedert sich in eine körperliche Untersuchung entweder des betroffenen Körperteils oder des ganzen Körpers, falls notwendig in Laboruntersuchungen (Blut, Urin, Stuhl, Abstriche etc.) und in technische Untersuchungen (EKG, Röntgen, Ultraschall, Spirometrie etc.). All dies führt den Arzt zur Diagnose, der Bezeichnung der Krankheit (Pneumonie, Herzinfarkt, Hypertonie etc.). Aufgrund der Kenntnis der Diagnose erfolgt dann mehr oder weniger schematisch die Therapie, wobei das Wort „schematisch" wörtlich zu nehmen ist. Es gibt ganze Therapiebücher voll von solchen Therapieschemata für den Schulmediziner. Ausgehend von der Vorstellung, dass eine bestimmte Erkrankung (z. B. Lungenentzündung) bei allen Individuen ein weitgehend identisches Geschehen darstellt, sollte auch bei allen Individuen, die unter der gleichen Krankheit leiden, dieselbe Therapie zum Ziel, zur Heilung führen. Abgesehen von notwendigen chirurgischen Eingriffen, geschieht dies in der Regel medikamentös. Mit einem oder mehreren Medikamenten soll die Krankheit möglichst ursächlich beseitigt werden. Im Fall einer bakteriellen Pneumonie (Lungenentzündung, die durch Bakterien „verursacht" ist) sollen also mit einem Antibiotikum die aufzufindenden Bakterien vernichtet werden, damit der Organismus wieder gesund wird. Die Frage, warum gerade dieser eine Mensch durch diese Bakterien erkrankte, also eine individuelle Sicht des einzelnen Patienten, wird in diesem Zusammenhang nicht gestellt.

Auch die Tätigkeit eines homöopathischen Arztes gründet sich auf diese Vorgehensweise Anamnese – Untersuchung – Diagnose – Therapie. Lediglich die Akzente sind anders verteilt, und zwar aus gewichtigen Gründen. Den breitesten Raum nimmt der erste Abschnitt ein, die Anamnese, das heißt der möglichst ausführliche spontane Bericht des Patienten über seine Erkrankung und anschließend die gezielte Befragung durch den Arzt. Ziel des Arztes ist hierbei, das individuelle Geschehen der vor ihm sitzenden Person zu erfassen und zu verstehen. Warum und unter welchen inneren und äußeren Bedingungen wurde die „Lebenskraft" des Patienten so gestört, dass er erkrankte? Nicht die Erhebung „objektiver Befunde", sondern das Sammeln subjektiver Wahrnehmungen des Patienten vermag am besten über seine Krankheit Auskunft zu geben. Wenn ein Mensch an einer bakteriellen Pneumonie (Lungenentzündung) erkrankte, warum dann nicht auch alle anderen, die diesen Bakterien ausgesetzt waren? Liegt es nicht viel mehr an der „Empfindlichkeit" oder der

„Empfänglichkeit" dieses einzelnen Menschen als an den Bakterien, dass es zu der Erkrankung kam? Und ist es dann nicht konsequenter und logisch richtiger, die Empfindlichkeit oder Empfänglichkeit oder „gestörte Lebenskraft" des Patienten zu stärken, statt Bakterien zu bekämpfen, die bei einer ungestörten Lebenskraft nie die Chance hätten, eine Krankheit zu erzeugen? Von dieser auf den einzelnen Menschen ausgerichteten ärztlichen Denkweise ist es auch zu verstehen, dass der Diagnose beim homöopathischen Vorgehen nicht dieselbe zentrale Bedeutung zukommt wie in der Schulmedizin. Auch der homöopathische Arzt wird ebenso wie der Schulmediziner zu einer fundierten Diagnose gelangen, aber sie dient ihm nicht zur Einleitung einer Therapie, sondern zur Absicherung, ob homöopathisch behandelt werden kann oder schulmedizinisch behandelt werden muss. Überdies ist sie notwendig für die „Prognose einer Erkrankung", für die Vorhersage also, wie die Krankheit aller Wahrscheinlichkeit nach verlaufen wird. Ein Husten aufgrund einer banalen Grippe wird anders verlaufen als eine hochfieberhafte Pneumonie mit Beteiligung des Rippenfells. Zum besseren Verständnis sei ein weiterer Praxisfall geschildert.

Anfang März kommt eine knapp 30-jährige Frau in die Sprechstunde. Sie klagt über Husten, der sie zur Zeit vor allem nachts nicht schlafen lasse, weshalb es mit ihrem Zustand immer schlechter werde. Sie sei schon ganz schwach vom Husten und vom Schlafmangel. Bei der folgenden Untersuchung finden sich die Anzeichen einer akuten Bronchitis mit deutlichen Hinweisen auf das Vorliegen einer asthmatischen Erkrankung; danach befragt, berichtet die Patientin, dass sie schon jahrelang wegen des Asthmas behandelt werde, jetzt aber sei sie wegen des neu aufgetretenen Hustens gekommen, der noch nie so schlimm gewesen sei. Im Fall einer schulmedizinischen Behandlung würde sich hier der Befragung und nachfolgenden körperlichen Untersuchung („Abhören" oder Auskultation) eine spirometrische Untersuchung (technische Untersuchung zur Bestimmung von Lungenvolumen und Atemwegswiderständen etc.) anschließen sowie eventuell eine Röntgenaufnahme der Brustorgane. Es handelt sich offensichtlich um eine akute Erkrankung auf der Basis einer chronischen Gesundheitsstörung. Die Patientin wird zuerst hierüber aufgeklärt. Die Behandlung einer chronischen Erkrankung, wie es das Bronchialasthma darstellt, erfordert auch für einen geübten Homöopathen Zeit, und deshalb wird ein Termin vereinbart, der allerdings sechs Wochen später liegt. Die akuten Beschwerden jedoch sind drängend und verlangen nach sofortiger Abhilfe. Es schließt sich also eine homöopathische Anamnese an, wie sie in einem solchen akuten Fall mit zeitlicher Begrenzung typisch ist.

Auf gezieltes Befragen erzählt die Patientin, dass ihr Husten nachts besonders störend ist, und zwar oft um 2 Uhr und dann noch mal später, so um 4–5 Uhr; sie erwacht durch den Husten. – Manchmal habe sie bei ihren nächtlichen Hustenanfällen das Gefühl, ersticken zu müssen. – Sowohl durch den Husten als auch durch den Schlafmangel sei sie sehr geschwächt. – Häufig sei der Husten sehr schmerzhaft, stechend. – Dann habe sie durch den Husten auch bräunlich-grünlichen Auswurf, vor allem morgens, aber auch tagsüber. – Gelegentlich komme es während das Hustens zu Engegefühl in der Brust, wie bei ihrem Asthma.

Alle diese Informationen sind für den Schulmediziner ohne Belang, denn sie ändern nichts an der Diagnose „spastische Bronchitis". Aus der Diagnose folgt die Therapie, in diesem Fall wird in der Regel ein Antibiotikum in Kombination mit einem schleimlösenden Mittel rezeptiert, eventuell noch ein Bronchospasmolytikum, d.h. ein Medikament zur Erweiterung der Atemwege.

Für den homöopathischen Arzt hingegen sind diese Informationen über das individuelle Gesicht dieser „spastischen Bronchitis" unverzichtbar. Ein anderer Mensch hätte vielleicht gelben Auswurf oder Erstickungsanfälle morgens um 9 Uhr oder Brennen beim Husten in der Zwerchfellgegend. Jede individuelle Person entwickelt im Verlauf einer Krankheit die für sie/ihn typischen und charakteristischen Symptome. Und aufgrund dieser individuellen Reaktionsweise ist es möglich, ein darauf abgestimmtes individuelles Medikament zu verschreiben. Hierbei handelt es sich also nicht um differierende Befunde, sondern um verschiedene subjektive Wahrnehmungen und Ausprägungen ein und derselben Krankheit. Ein Homöopath behandelt nicht die Krankheit, sondern den erkrankten Menschen. Und da jeder Mensch auf seine besondere, individuelle Weise erkrankt, benötigt er sein besonderes, individuelles Medikament. Im beschriebenen Fall stellte sich heraus, dass Kalium carbonicum das am wahrscheinlichsten passende Medikament war. Über die Einzelheiten des Wegs zur Auffindung des passenden Medikaments wird im folgenden Kapitel zu lesen sein. Es wurde also Kali-c. LM 6 verordnet, und die Patientin wurde um Rückmeldung gebeten. Zwei Tage später rief sie an und berichtete, dass sie zum ersten Mal seit mehreren Tagen eine ganze Nacht durchgeschlafen habe und dass der Husten insgesamt um mehr als 50 Prozent verbessert sei. Sie habe sogar das Gefühl, weniger Asthma zu haben, und auch der Auswurf sei nicht mehr ganz so dunkel und eklig. Wir verblieben so, dass bis zum vereinbarten Termin sechs Wochen später kein Medikament mehr einzunehmen sei. Dann würden wir uns ausführlich der chronischen Seite ihres Problems widmen.

Innerhalb kürzester Zeit konnte für die Patientin eine deutliche Verbesserung ihres Zustandes erzielt werden, ohne Labor oder Röntgen, auch ohne Antibiotika und

Schleimlöser. Eine solche Wirkung ist geradezu typisch für die Homöopathie, wenn das Mittel gut gewählt ist. Für die „gute Wahl" kommt es vor allem auf die möglichst genaue und zutreffende Erhebung der individuellen Symptome an, das heißt, auf eine gute Kommunikation zwischen Arzt und Patient. Häufig mögen die Fragen, die gestellt werden, absurd erscheinen und mit der Krankheit an sich scheinbar gar nichts zu tun haben. Dennoch sind es gerade die sonderbaren, eigentümlichen Fragen, die dem Arzt die entscheidende Information liefern. Schon deshalb ist unvoreingenommene Offenheit des Patienten dem Arzt gegenüber hilfreich, auch wenn der Zusammenhang zwischen den Fragen des Arztes und der Krankheit des Patienten nicht immer offensichtlich ist. Sehr häufig ist die psychische Befindlichkeit des Patienten von Bedeutung, oder allgemeine Zustände und Gewohnheiten werden erfragt, die scheinbar nichts mit Husten oder Schnupfen oder Heiserkeit zu tun haben. Um so mehr haben sie mit der individuellen Reaktionslage des Patienten zu tun, und um die Erkenntnis eben dieser Reaktionslage, der individuellen Befindlichkeit, ist es dem homöopathischen Arzt vor allem zu tun.

Während also bei der allopathischen (schulmedizinischen) Vorgehensweise objektive Befunde erhoben werden, die mit der Technik der Verallgemeinerung zur Diagnose und damit zur Therapie führen, erfragt der Homöopath neben objektiven Symptomen und Befunden vor allem subjektive Symptome, die zum Gesamtbild der individuellen Situation zusammengefasst werden und nur für diesen einzelnen Menschen so auftreten. In der Schulmedizin geht es weniger um die Aussagen des Patienten als um die Untersuchung, in der Homöopathie geht es weniger um Untersuchung als um die Angaben des Patienten oder seiner Angehörigen über sie/ihn selbst. Der homöopathische Arzt interessiert sich für

Dinge, die der Patient in der konventionellen Situation gar nicht gefragt wird.

Eine wesentliche Frage ist die nach der Ursache der Gesundheitsstörung. Rasche Abkühlung, Überwärmung, Wetterwechsel, schlechte verbrauchte Luft und vieles andere mehr kann zu Erkrankungen führen und ist für den homöopathischen Arzt als Grund der Erkrankung (Causa) häufig von großer Bedeutung für die Auswahl des richtigen Heilmittels. Auch Folgen von Schreck oder Schock, von Kränkung oder Demütigung, von Enttäuschung, von geistiger oder körperlicher Überanstrengung sind, falls vorhanden, wichtige Merkmale für die Erkrankung des Patienten. Wenn eine klare Ursache für das Auftreten einer Erkrankung benannt werden kann, lässt sich oft mit wenigen zusätzlichen Fragen bei großer Sicherheit das passende Arzneimittel bestimmen. Die Diagnose wird zwar ebenso gestellt, ist hierbei aber von untergeordneter Bedeutung. Wie im obigen Fall einer spastischen Bronchitis dargestellt, sind häufig typische Zeiten des Auftretens von Beschwerden oder einer Besserung oder Verschlechterung wichtig. Manche Patienten haben morgens nach dem Erwachen die schlimmsten Beschwerden, manche können nachts vor Schmerzen oder Husten nicht schlafen und fühlen sich tagsüber ganz wohl, bei anderen liegt die schlechteste Zeit nachmittags um 16 Uhr bis zum frühen Abend und so weiter. All dies ist nicht von der betreffenden Krankheit abhängig, sondern stets ein Hinweis auf die individuelle Reaktionsweise eines Menschen.

Ist ein Mensch sehr durstig bei seiner Erkrankung, oder trinkt er trotz Fieber fast nichts? Hat er etwa Schluckbeschwerden, die durch warme Getränke besser oder vielleicht auch schlechter werden? Liegt er vielleicht auf seiner schmerzenden Stelle, und meidet er jede Bewegung, oder nehmen seine Beschwerden in der Ruhe nur zu, und muss er sich deshalb andauernd bewegen? Mit solchen und anderen Fragen sucht der Arzt nach den „Modalitäten" einer Krankheit, den Bedingungen ihres Auftretens und der Änderung ihrer Eigenschaften. Je weniger sich solche Faktoren verallgemeinern lassen, desto besser. Gefragt sind vor allem typische, unverwechselbare Merkmale, Symptome, die sich nicht erklären lassen und eventuell paradox oder absurd anmuten. Von einem Patienten beispielsweise, der brennende Schmerzen hat, sollte man erwarten, dass die Abkühlung der betreffenden Stelle den Schmerz wenigstens etwas lindert. Wenn er aber Kaltes oder Kühles weit von sich weist und im Gegenteil nach Wärme verlangt und diese seinen Zustand tatsächlich bessert, ist dies ein wertvolles, weil diesen Menschen in seiner Individualität besonders charakterisierendes Symptom. Bei solchen Sonderheiten kann es sich um scheinbar nebensächliche Dinge handeln, für die richtige homöopathische Behandlung sind sie häufig entscheidend.

Mit all diesen Fragen kreist der homöopathische Arzt im Fall der Behandlung einer akuten Erkrankung eine Sammlung von Informationen ein, die häufig mit dem Begriff „vollständiges Symptom" umschrieben wird. Ein vollständiges Symptom setzt sich zusammen aus mehreren Einzelsymptomen, die nach folgenden Kriterien gesammelt werden:

Cur oder warum, also der Grund der Erkrankung, wie oben ausführlich beschrieben.

Quid oder was, bezieht sich auf die Art der Störung oder Empfindung, also Schmerz oder Kältegefühl oder Schwäche etc.

Quando, also wann, bezieht sich auf den Zeitpunkt des Auftretens oder Verschwindens von Symptomen.

Quomodo, auf welche Weise, bezieht sich auf die oben ausführlich beschriebenen „Modalitäten" des Auftretens, der Besserung oder Verschlechterung von Symptomen.

Ubi oder wo, bezieht sich auf den Ort oder das Organ der Erkrankung und hat am ehesten eine Nähe zur schulmedizinischen Denkweise (Halsentzündung, Lungenerkrankung etc.).

Mit diesen Kriterien hat ein homöopathischer Arzt in der Regel ausreichend Information gesammelt, um eine akute Erkrankung sicher zu beherrschen. Dennoch wird auch bei den akuten Erkrankungen häufig der psychische Zustand eines Patienten erforscht, um eine noch größere Sicherheit in der Verschreibung zu erreichen. Bei vielen chronischen Erkrankungen ist der „psychosomatische" Zusammenhang zwischen Psyche einerseits und Krankheit andrerseits bekannt und allgemein akzeptiert. Die Homöopathie jedoch trennt auch bei akuten Erkrankungen nicht zwischen Leib und Seele, sie behandelt den ganzen Menschen. Häufig sind gerade erst die Fragen nach emotionalen Auslösern oder psychischen Folgen von Krankheiten entscheidend für eine korrekte homöopathische Behandlung. Auch psychische Auffälligkeiten wie zum Beispiel eine plötzliche und völlig unbegründete Angst im Verlauf einer akuten Erkrankung sind wichtige Hinweise für die „richtige" Arznei. Diese in der Homöopathie aus dem Bereich „Geist und Gemüt" erarbeiteten Symptome und Befindlichkeiten eines Patienten fehlen eigentlich in keiner Anamnese (Krankenbefragung). Viele Ärzte gründen ihre Behandlung häufig in erster Linie darauf. Klar und deutlich geäußerte psychische Symptome (Folgen von Kummer, Zorn, Kränkung etc.) nehmen in der „Wertigkeit der Symptome" in aller Regel den ersten Platz ein.

Damit sind wir beim nächsten Schritt in der Betrachtung der homöopathischen Arbeitsweise angelangt. Nach der Schilderung der Beschwerden durch den Kranken, der weiteren Befragung durch den Arzt und der körperlichen Untersuchung liegt dem Arzt eine Reihe von Symptomen vor, die dieser nun nach Kriterien ihrer Wichtigkeit zu ordnen hat. Er erstellt aus der Liste eine Hierarchie, wobei das oder die wichtigsten Symptome oben stehen, die weiteren Symptome je nach Wichtigkeit darunter angeführt werden. Ganz am Ende zur Bestätigung der Arzneiwahl stehen die Lokalsymptome oder die Diagnosen, so sie im homöopathischen Arbeitsmaterial verzeichnet sind. An erster Stelle stehen entweder auffällige Symptome aus dem Bereich „Geist und Gemüt", also psychische Symptome, oder Symptome, die klar als Causa, also als Grund für die Erkrankung gelten können (Folge von Durchnässung, Überanstrengung, Schock etc.), oder aber Symptome, die scheinbar paradox sind, nicht erklärt werden können und darum der Individualität des betreffenden Patienten besonderen Ausdruck verleihen.

Danach folgen ihrer Wichtigkeit nach die „Modalitäten" (s. o.), also die Bedingungen, unter denen sich Befindensveränderungen ergeben, wobei auch hier wieder die „ungewöhnlichen, eigenheitlichen" Symptome besonders wichtig sind. Als nächstes in der Hierarchie folgen die sogenannten „Allgemeinsymptome", dies sind Merkmale, die am ehesten die konstitutionelle Befindlichkeit eines Patienten umschreiben, also etwa bestimmte Vorlieben und Abneigungen, Verträglichkeiten und Empfindlichkeiten etc. Mit diesen Kriterien hat man zumeist schon eine enge Auswahl an Arzneien, die für die Behandlung in Frage kommen. Nun erst kommen die Lokalsymptome, also die Entzündung und der Ort, an dem sie auftritt, häufig identisch mit der schulmedizinischen Diagnose.

Man sieht also schon an diesem Schema, dass die Diagnose als wichtigstes Entscheidungskriterium der Schulmedizin in der Wichtigkeit bei der Homöopathie ganz unten steht. Umgekehrt steht die individuelle Besonderheit und die psychische Verfassung, die der Schulmedizin in der Regel nicht viel gelten (außer in der Psychotherapie,

Psychosomatik etc.), in der Rangordnung der Homöopathie ganz oben.

Mit dieser Liste der im Gespräch zwischen Patient und Arzt erhobenen Symptome wird der Arzt in die Lage versetzt, aus weit über zweitausend Medikamenten das richtige auszuwählen. Diese Art des Gesprächs verläuft nicht schematisch, sondern erfordert ein großes Maß an Zuwendung. Und die Arbeit des Hierarchisierens kann ebenso nicht nach Art einer Strichliste mechanisch erfolgen, sondern erfordert ein hohes Maß an kritischem Einfühlungsvermögen und viel Kombinationsgabe. Im oben geschilderten Fall der spastischen Bronchitis waren Einzelheiten aus dem seelischen Bereich oder eine Ursache nicht zu erfahren. In diesem Fall waren aber die klaren Modalitäten der nächtlichen Verschlimmerung mit Erwachen durch den Husten um 2 Uhr und 4–5 Uhr ausschlaggebend für die richtige Mittelwahl. Der erste Fall des kleinen Jungen mit der akuten Ohrenentzündung gründete sich auf die psychische Situation (Schreien, Unruhe), die „Modalität" des plötzlichen Beginns sowie den Auslöser „Abkühlung nach Schwitzen". Jeder „Fall" ist neu und benötigt ein rasches Einstellen des Arztes auf die jeweilige Situation des Patienten. So gesehen sind Erkrankungen wie die geschilderten schulmedizinisch viel einfacher und mit geringerem persönlichem Einsatz zu behandeln, weil nach der Diagnose ein sogenanntes „Therapieschema" angewendet wird. Ein Schema vereinfacht die Tätigkeit des Arztes, ist aber auf Dauer für den Patienten von Nachteil, weil die individuelle Problematik so gar nicht gesehen werden kann.

Natürlich gibt es für die Wahl des „richtigen Mittels" aus der Symptomenliste nach erfolgter „Hierarchisierung" klare Richtlinien. Diesen wird das nächste Kapitel gewidmet sein, und auch dabei wird sich zeigen, dass dem Prinzip der Individualität die wesentliche Bedeutung zukommt.

Zusammenfassend lässt sich also feststellen, dass die Diagnose zwar gestellt, aber auf den letzten Platz bezüglich ihrer Wichtigkeit verwiesen wird. Es werden durch Gespräch und Befragung die individuellen Patientensymptome gesammelt und „hierarchisiert", unter Einbeziehung ungewöhnlicher und eigenheitlicher Symptome und vor allem auch emotionaler und geistiger Elemente. Bei akuten Erkrankungen genügen meist Informationen, die in ihrer Gesamtheit als „vollständiges Symptom" zusammengefasst werden können. Mit diesen individuellen Daten ist der homöopathische Arzt in die Lage versetzt, dem Patienten sein individuelles Heilmittel zu verordnen.

3. KAPITEL

Die Ähnlichkeitsregel – das Bündnis mit der Krankheit. Arzneimittelbild und Gesamtheit der Patientensymptome

Hierarchie der Symptome und Repertorisation

Der Begriff „Homöopathie" stammt aus dem Griechischen und setzt sich aus zwei Wörtern zusammen, die auf Deutsch mit „ähnlich leiden" übersetzt werden können. Dahinter verbirgt sich die zentrale Idee dieser Heilmethode, nämlich die Behandlung einer Erkrankung durch ein ähnliches Leiden, eine ähnliche Krankheit. Hier liegt der diametrale Gegensatz zur herkömmlichen, allopathischen oder Schulmedizin, die mit der Anwendung von Gegensätzlichem heilt, ein Gegenmittel benutzt. Allopathie richtet sich gegen die Krankheit, Homöopathie wirkt für den Patienten. In diesem grundlegenden Unterschied ist auch die Wurzel zu suchen für die seit ihrer Begründung bestehenden Anfeindungen der Homöopathie durch die allopathische Ärzteschaft und vor allem durch die universitäre Medizin.

Das allopathische Vorgehen der Schulmedizin hat große Ähnlichkeit mit Kriegsführung. Für jedes dingfest gemachte Problem wird ein Feind gesucht. Hat man ihn gefunden, wird mit allen erdenklichen Mitteln gegen ihn gekämpft. Erst mit dem Sieg gegen den Feind ist die Krankheit beendet und der Patient geheilt. Für den menschlichen Organismus gibt es in dieser Sichtweise viele Feinde. Sie werden allgemein Erreger genannt und sind oft Viren, Bakterien oder Pilze; andere Feinde können Krebszellen oder Antikörper sein, also „entartete" Mitglieder des eigenen Staates (= Organismus).

Im ersten Fall wird mit Anti-biotika oder Anti-mykotika oder anderen Waffen der Eindringling bekämpft (anti heißt gegen), im zweiten Fall sind die Feinde Bürger des eigenen Staates, es kommt mithin zu einer Art Bürgerkrieg, und oft, wie in der Krebstherapie nicht selten der Fall, geht diese Art des Kampfes gegen die Krankheit zu Lasten des Gesamtorganismus. Bei einigen Formen der modernen Krebstherapie ist der Nutzen für den Patienten zweifelhaft, da die Nebenwirkungen derart gravierend sind, dass das Siechtum eher beschleunigt denn verlangsamt wird. Diese Gegen-Mittel haben den Hauptnachteil, dass sie sehr kräftig, sehr stark wirksam sein müssen, um ihren Gegner, einen Erreger oder einen Antikörper, zu vernichten. In der Regel sind diese Wirkungen so stark, dass sie sich auf den gesamten Patienten auswirken, auch auf nicht erkrankte Organe. Dieses Phänomen wurde und wird als unerwünschte oder Nebenwirkungen eines Medikaments eher verniedlicht. Da in der allopathischen Therapie die Tendenz eher in die Richtung der noch stärker wirkenden Pharmaka geht, wird auch die Liste der unerwünschten Nebenwirkungen eher länger, die Belastung für die Volksgesundheit eher größer.

Der Homöopathie ist es nicht um die vermuteten oder real existierenden Feinde zu tun, sie interessiert sich viel mehr für den Patienten selbst, den Gesamtorganismus, das Individuum. Sie verbündet sich mit dem Patienten und nicht nur das, sie begreift die Krankheit nicht als Feind, sondern als Wegweiser zum Auffinden der richtigen Arznei und damit zur Heilung dessen, was Homöopathen als „verstimmte Lebenskraft" bezeichnen. Wie diese Lebenskraft für die Auseinandersetzung mit „dem Feind" zu stärken ist, ohne einen gefährlichen und teuren Krieg zu führen, ist ihr eigentliches Anliegen. Wozu nach außen starren, den Feind suchen, wo vielleicht gar keiner ist, wenn im Inneren, zu Hause mit weit weniger Aufwand Ordnung geschaffen werden kann.

Besser als alles Philosophieren über den Begriff der Ähnlichkeit ist ein praktisches Beispiel. Jeder hat schon mal eine frische Küchenzwiebel geschält, und den meisten Personen wird es in kurzer Zeit so oder ähnlich ergangen sein: Zuerst fangen die Augen an zu brennen und zu jucken, dann fließen reichlich die Tränen, zuletzt fängt die Nase an zu laufen, und wenn man sich mit den Händen, die voller Zwiebelsaft sind, die Nase abwischt, wird diese gar noch rot und wund. Heftige Niesattacken erzwingen ein vorläufiges Ende der Tätigkeit, fluchtartig wird der Weg ins Freie gesucht, wo dann die Symptome bald wieder besser werden.

Zwiebel, mit botanischem Namen Allium cepa, hat also eine klare Wirkung auf einen menschlichen Organismus. Diese Wirkung macht sich die Homöopathie zunutze. Sollte ein Patient auf eine Weise erkranken, die dem oben beschriebenen Bild der Zwiebelwirkung gleicht (also rote, tränende Augen, wunde Triefnase, heftiges Niesen, Besserung aller Symptome im Freien), wird ihm die homöopathische Zubereitung von Allium cepa, z.B. in Form von Tropfen in D6, helfen. Dies kann zum Beispiel bei einem Schnupfen im Rahmen eines grippalen Infektes oder aber auch mal bei einem Heuschnupfen in dieser Form der Fall sein. Eine erkrankte Person, die diese und exakt diese Symptome aufweist, wird mit großer Sicherheit nach der Einnahme von Allium cepa oder einfach Küchenzwiebel in homöopathischer Zubereitung eine deutliche Besserung erfahren. Sollte hingegen eines dieser Symptome nicht zutreffen, also würden sich zum Beispiel im Fall eines Schnupfens die Symptome beim Gang ins Freie eher noch verstärken, so wäre Allium cepa eher nicht das richtige Mittel, ein anderes, „ähnlicheres" müsste zum Einsatz gebracht werden.

An diesem geläufigen Beispiel ist klar zu erkennen, wie nach dem Prinzip der Ähnlichkeit geheilt werden kann. Der Arzt sucht für eine bestimmte Krankheit mit für diesen Patienten typischen Symptomen eine Arznei, die selbst in der Lage ist, eben diese Symptome bei einem Menschen hervorzurufen. Die durch eine solche Arznei hervorgerufenen Symptome sind quasi eine künstlich erzeugte Krankheit, eine „Kunstkrankheit". Diese Arznei muss also in der Lage sein, selbst eine Kunstkrankheit zu erzeugen, die der echten Krankheit ganz ähnlich, und zwar so ähnlich wie möglich sein sollte. Dann wird sie auch in der Lage sein, die Symptome und damit die Krankheit des Patienten zum Verschwinden zu bringen. Dies bedeutet, dass eine bereits bestehende Krankheit durch eine mit einem Medikament erzeugte sehr ähnliche Kunstkrankheit geheilt werden kann. Der Begründer der Homöopathie, Samuel Hahnemann, von dem in einem eigenen Kapitel die Rede sein wird, hat dieses Prinzip der Ähnlichkeit in den Satz gefaßt: Similia similibus curentur – Ähnliches werde durch Ähnliches geheilt. Das Mittel, das diese Kriterien erfüllt, wird in der Sprache der Homöopathie „Simile" genannt, das Ähnliche.

Für die Wissenschaft ist es bis heute sehr schwierig, dieses „Simileprinzip" zu akzeptieren. Im besten Fall würde ein Schulmediziner auf den Hinweis, dass die Tatsache der Besserung oder Verschlechterung im Freien ein wichtiges Kriterium zur Mittelfindung darstellt, milde lächeln. An der Diagnose „Schnupfen" ändert diese Erkenntnis nichts, wohl aber an der Auswahl des ähnlichsten oder „homöopathischen" Mittels. Tatsache ist auch, dass die Wirkungsweise des „Simile" sich bis heute der Messbarkeit entzieht, und Wissenschaftler brauchen exakte „harte Daten", um etwas als existent anzuerkennen, und zwar nicht in Form von Einzelfällen, sondern von großen statistischen Serien. Das Simileprinzip wurde dagegen aus der Erfahrung im Umgang mit dem Patienten gewonnen, es bestätigt sich täglich aufs Neue, individuell, nicht schematisch und nicht statistisch.

Es scheint zur vorherrschenden Denkweise völlig entgegengesetzt zu sein, dennoch kann man auch im Alltag Anwendungen dieses Prinzips sehen. Jeder weiß zum Beispiel, dass man ein erfrorenes Glied nicht rasch erwärmen, sondern zuerst einmal mit Schnee oder etwas anderem Kaltem einreiben soll. Und wenn in unserer Umgebung einem Menschen ein großer Kummer widerfahren ist, etwa durch den Verlust eines nahestehenden Menschen, werden wir nicht versuchen, ihn durch Witze und Lachen aufzumuntern, sondern wir werden zuerst einmal Mitgefühl zeigen, Mit-Leiden, um durch das Teilen des Leids dem anderen vielleicht etwas davon abzunehmen.

Was macht das Simile im Menschen, wie wirkt es? Hierüber sind, wie gesagt, keine wissenschaftlich fundierten Aussagen möglich, das bleibt eine Herausforderung für die Zukunft. Viel ist in letzter Zeit die Rede von immateriellen, feinstofflichen Wirkungen, aber solche Aussagen sind spekulativer Natur und können keinerlei Beweiskraft für sich in Anspruch nehmen. Es gibt eine ganze Reihe von Modellvorstellungen, wie das Simile wirkt. Eine davon besagt, dass dem Organismus mit dem homöopathischen Mittel eine Art Information zugeführt wird, durch die er in die Lage versetzt wird, die bestehenden Störungen sozusagen selbst zu beseitigen. In diesem Modell ist die homöopathische Therapie eine Art Hilfe zur Selbsthilfe. Hahnemann selbst spricht von einer „geistartigen" Wirkung der Arznei. Wie auch immer, seit mehr als zweihundert Jahren stehen wir vor dem Phänomen, dass wir uns die Wirkung nach dem Simileprinzip nicht genau erklären, sie aber durch eigene Erfahrung erleben können.

Die Vorgehensweise des Arztes zur Auffindung des Simile ist denkbar einfach. Diese Suche geschieht nämlich durch den Vergleich der Gesamtheit der Patientensymptome mit den Symptomen, die das homöopathische Mittel hervorzurufen in der Lage ist. Es werden quasi zwei Listen erstellt. Liste 1 enthält die gesammelten Symptome des Patienten, Liste 2 enthält die gesammelten Symptome der in Frage kommenden Medikamente. Je genauer die Symptome eines Medikamentes mit denen eines Patienten übereinstimmen, um so sicherer wird dieses Medikament das für den Patienten angezeigte Heilmittel, das Simile, sein. Es wird in diesem eine kurze und milde Kunstkrankheit hervorrufen, ganz ähnlich seiner eigenen, und diese dann sanft und sicher beenden.

Woher bezieht der Arzt seine Informationen? Die notwendige Information über die Krankheit erfährt er vom Patienten selbst, indem er sich von diesem seine Symptome genau schildern lässt und sie notiert. Dann erstellt er aus ihnen eine Rangfolge, Hierarchie genannt, und vergleicht sie mit den Symptomlisten der Medikamente. Die Symptome der Medikamente sind in großen mehrbändigen Arzneimittellehren gesammelt. Es sind großenteils Beobachtungen, die gesunde Prüfer, in der Regel homöopathische Ärzte, an sich selbst nach Einnahme dieser Medikamente gemacht haben. Man nennt dieses Vorgehen Arzneimittelprüfung. Hierüber mehr im nächsten Kapitel. Aus dieser Arzneimittelprüfung ergibt sich für jede Arznei ein typisches Profil, ein Arzneimittelbild. Der Vergleich des Gesamtbildes der Erkrankung eines Patienten mit dem Arzneimittelbild ist der für die Heilung entscheidende Vorgang.

Grundsätzlich stehen dem Arzt zwei Werkzeuge für die Mittelfindung zur Verfügung, „Materia Medica" und „Repertorien". In der „Materia Medica" sind alle Symptome sämtlicher Arzneien aufgezeichnet. Da es weit über 2000 solcher Arzneien gibt, die in zehn- und mehrbändigen Werken aufgezeichnet sind, wäre es unter praktischen Gesichtspunkten völlig unrealistisch, in einer derartigen Fülle an Information das richtige Medikament herauszufiltern. Es muss sozusagen eine Vorauswahl getroffen werden, und für diesen Zweck gibt es die Repertorien, das sind ein- bis mehrbändige Symptomenverzeichnisse. Hinter jedem Symptom stehen alle Medikamente aufgelistet, die für das betreffende Symptom Heilwirkung zeigen können. Wenn man sich nun eine Liste der Symptome angelegt hat, werden nur sehr wenige Medikamente bei allen oder den meisten der vom Patienten geschilderten Symptome vorkommen. Unter diesen muss das Simile zu finden sein, und mit diesen Mitteln wird nun in der „Materia Medica" der Vergleich mit der Krankheit des Patienten angestellt.

Wie zu sehen ist, vollzieht sich die Arbeit des homöopathischen Arztes in mehreren Schritten:
1. Untersuchung und Befragung des Patienten;
2. Sammlung und Gewichtung der Symptome;
3. Aufsuchen der Symptome im Repertorium (Repertorisieren) und Auflisten der in Frage kommenden Medikamente;
4. Herausfiltern der bei der Repertorisation auffälligsten Medikamente;
5. Studium dieser Medikamente in der Materia Medica und Vergleich mit der Gesamtheit der Patientensymptome;
6. Entscheidung für das Ähnlichste dieser Mittel: das Simile.

Erst wenn dieser letzte Schritt, die Auffindung des Simile, getan ist, kann die homöopathische Behandlung beginnen. Der Weg bis dahin kann bei einer akuten Erkrankung aufgrund der Arzneimittelkenntnisse des Arztes und klarer akuter Symptome sehr rasch und unkompliziert sein. Je komplizierter und chronischer eine Krankheit, um so langwieriger und anspruchsvoller ist das Auffinden des Simile in der oben geschilderten Weise.

Nach erfolgter Anamnese werden die Symptome aufgelistet. Schon hier ergibt sich eine wesentliche Vorentscheidung für die spätere Arzneiwahl, denn der Arzt muss sich entscheiden, welchen Symptomen des Patienten das größte Gewicht gegeben wird.

Die solchermaßen geordneten Symptome werden nun im Symptomenverzeichnis (Repertorium) aufgesucht. Diese Tätigkeit erfordert große Übung im Umgang mit dem Handwerkszeug einerseits und mit dem Übertragen der vom Patienten geschilderten Symptome in die Sprache des Repertoriums andrerseits. Arzneimittelprüfungen werden seit über 200 Jahren durchgeführt, und die Menschen drückten ihre Beschwerden, vor allem im psychischen Bereich, damals ganz anders aus, als wir es heute tun. Das viel strapazierte Wort „Stress" taucht in den Repertorien nicht auf, sondern muss übersetzt werden, zum Beispiel in „Folgen von Ärger", „Folgen von Kummer" etc. Man kann davon ausgehen, dass die sprachlichen Schilderungen von heute nicht so präzise und zum Teil auch drastisch sind wie zur Zeit der Begründung der Homöopathie. Wir drücken uns flacher und pauschaler aus. Alle diese Umstände muss der Arzt berücksichtigen und mit dem Patienten zusammen dessen klare Symptomatologie erarbeiten. Ohne diese Arbeit ist die folgende des Repertorisierens nutzlos. Das Repertorium ist der häufig zeitraubende, aber notwendige Zwischenschritt zum Erkennen des Simile, des ähnlichsten Mittels. Im Zeitalter der elektronischen Datenverarbeitung bieten sich gerade im Bereich der Symptomverzeichnisse gute Ansätze zur Verkürzung und Präzisierung des exakten homöopathischen Arbeitens. Ein Computer kann in einem entsprechend aufbereiteten elektronischen Buch eben erheblich schneller und treffsicherer „blättern" als ein Mensch im über tausend Seiten umfassenden wirklichen Repertorium. Die Arbeit des Lesens und Vergleichens jedoch wird kein Computer in ähnlich effektiver und „verstehender" Weise leisten können wie ein Mensch. Doch gerade bei den Repertorien haben die Computer mittlerweile einen erheblichen Beitrag anzubieten.

Im Idealfall bleibt nun noch ein Mittel, das es in der „Materia Medica" zu überprüfen gilt, häufig aber sind es mehrere Arzneien, die zu vergleichen sind. Nicht selten muss ein Patient auf einen späteren Zeitpunkt noch einmal einbestellt werden, damit genügend Zeit zum Vergleich der in Frage kommenden Mittel bleibt. Auch in der Homöopathie gilt: Je gründlicher die Arbeit, um so größer die Aussicht auf Erfolg oder hier: um so passender das Simile.

Zusammenfassend sei festgehalten, dass das „Simileprinzip" die grundlegende Idee der Homöopathie (Ähnlich-Leiden) repräsentiert. Es ist fundamental gegensätzlich zum allopathischen Therapieprinzip. Es besagt, Ähnliches werde durch Ähnliches geheilt (nicht aber Gleiches durch Gleiches). Zur Auffindung des Simile aus den Symptomen des Patienten bedient sich der homöopathische Arzt des Repertoriums (Symptomenverzeichnis) und der „Materia Medica" des alphabetischen Verzeichnisses der Medikamente und sämtlicher bekannter Symptome. Kurzformen dieser Werke werden „Arzneimittellehren" genannt, in ihnen kann man die Zusammenfassung, die Synthese, häufig auch die „Idee" eines Mittels studieren. Der Weg zum Auffinden des einzig richtigen Mittels vollzieht sich in mehreren Schritten und ist für Arzt und Patient anspruchsvoll und sehr zeitaufwendig.

4. KAPITEL

Die homöopathische Arznei

Die erste Verordnung. Globuli, Tabletten, Verreibungen, Tropfen. Herstellung homöopathischer Arznei. Die homöopathische Arzneimittelprüfung

Aus der Behandlung durch den Schulmediziner ist es für die Patienten zur Gewohnheit geworden, mit einem ganzen Sammelsurium möglichst großer und bunter Medikamente in aufwendigen Verpackungen nach Hause zu gehen. Oft muss ein Verordnungsplan mitgegeben werden, damit man sich Menge und Dauer der einzunehmenden Medikamente überhaupt merken kann. Einnahmefehler sind in doppelter Hinsicht bedenklich. Wenn zu wenig eingenommen wird, ist nicht genügend Wirkung vorhanden, bei zu viel eingenommenen Medikamenten besteht die Gefahr der Überdosierung mit Vergiftungsfolge. Gerade in diesem Punkt, bei der Medikamenteneinnahme, zeigt sich häufig ein Hauptproblem der konventionellen Therapie, die Zuverlässigkeit bzw. Unzuverlässigkeit der Patienten hinsichtlich der Medikamenteneinnahme. Sobald der Patient das Krankenhaus oder die Arztpraxis verlassen hat, ist er auf sich allein gestellt, muss allein entscheiden, ob er den ärztlichen Anweisungen Folge leistet. Es ist kein Geheimnis, dass große Mengen in bester Absicht verordneter Medikamente in den Abfalleimer wandern, manchmal zum Schaden, häufig auch zum Nutzen des Patienten. Auch und gerade in diesem Bereich sieht es bei der Homöopathie völlig verschieden aus.

Grundsätzlich versucht man in der Homöopathie mit einmaligen oder möglichst seltenen Gaben auszukommen. Es geschieht nur selten, dass ein Patient ein Rezept erhält mit der Aufforderung, das Mittel zu nehmen, solange der Vorrat reicht. In der Regel wird ein homöopathisches Medikament einmal oder wenige Tage eingenommen. Dadurch wird im Körper ein Selbstheilungsprozess in Gang gesetzt, den man durch die Gabe weiterer Dosen nicht gefährden will.

Bei chronischen Erkrankungen werden einmalig drei bis fünf Kügelchen verabreicht (mit der Ausnahme der Q-Potenzen, siehe weiter unten). Dann muss man etwas Geduld aufbringen, ehe der Erfolg und das weitere Vorgehen beurteilt werden können. Auch bei akuten Prozessen versucht man, mit Einmalgaben auszukommen, wobei es hier von der Intensität, dem Ausmaß der Erkrankung abhängt, wie lange ein gegebenes Mittel wirkt. Bei einem hochakuten Prozess mit hohem Fieber wird der Arzt innerhalb weniger Stunden um Rückmeldung bitten oder zum Besuch erscheinen, um sich zu vergewissern, dass sein Mittel noch wirkt, und notfalls eine weitere Gabe zu verordnen. Häufig erhält der Patient die Auflage, einige Globuli in Wasser aufzulösen und zu verrühren und dann in dieser verdünnten Form in kurzen Abständen einzunehmen, bis der gewünschte Erfolg eintritt.

Im Falle chronischer Erkrankungen geschieht es häufig, dass der Patient nach der ausführlichen Erstanamnese noch kein Mittel erhält, sondern später wieder einbestellt wird. In der Zwischenzeit hat der Arzt durch Repertorisieren und Studium der Nachschlagewerke sozusagen seine Hausaufgaben erledigt. Jetzt muss in einer letzten Überprüfung mit dem Patienten das richtige Mittel ausgewählt werden, das dann, wie oben beschrieben, ein einziges Mal einzunehmen ist. In der Regel ist eine Rückmeldung vor Ablauf von ca. vier Wochen nicht notwendig. In der Zwischenzeit soll kein weiteres Mittel eingenommen werden.

Die Globuli sind weiß und schmecken nach Milchzucker, und zwar immer gleich, egal, wie die Mittel heißen. Manchmal werden wenige solcher Kügelchen in ein kleines Papiertütchen verpackt mit der Anweisung, sie abends vor dem Zubettgehen oder morgens nüchtern einmalig einzunehmen.

Der Unterschied zur Verordnungsweise in der Schulmedizin ist offensichtlich. Diese benötigt zur Erzielung von Heilwirkung stark wirksame Medikamente in häufiger Wiederholung über längere Zeit. Oft handelt es sich um giftige Substanzen, die auf keinen Fall überdosiert werden dürfen. In der Regel ist die Einnahme solcher Medikamente eine Gratwanderung zwischen Heilwirkung und Vergiftung. Die homöopathischen Mittel hingegen sind so stark verdünnt, dass sie nur wenig oder gar keinen Wirkstoff mehr enthalten. Über dieses Phänomen siehe das folgende Kapitel „Potenzierung". Dass dieses Wenige bis Nichts auch noch wirken soll, ist für viele Patienten unbegreiflich und nicht nur für diese. Für den orthodoxen Schulmediziner nämlich ist dies der letzte und sicherste Beweis, dass es sich bei dieser Heilmethode nicht um Medizin, sondern um Spiegelfechterei mit der Anwendung von Placebos handelt, die nur einen einzigen Vorteil aufweist, nämlich den, dass sie, wenn sie schon nicht wirkt, dann zumindest auch nicht schadet. Placebos werden auch in der Schulmedizin verabreicht, nämlich dann, wenn man den Patienten im Glauben lassen will, er erhalte ein Medikament, während er in Wirklichkeit eine wirkstofffreie Substanz erhält.

Damit es verständlich wird, worum sich dieser Streit dreht, wollen wir uns zunächst ansehen, woraus homöopathische Arzneien hergestellt werden und wie das vor sich geht. Grundsätzlich kann aus jedem in der Natur vorkommenden Stoff oder Stoffgemisch ein homöopathisches Medikament hergestellt werden. In der Homöopathie werden vor allem Naturstoffe verwendet, aber auch Chemikalien aus der Retorte finden Verwendung, und sogar Krankheitsprodukte werden nach entsprechender Verarbeitung als homöopathische Arznei eingesetzt.

Über 80 Prozent der Ausgangssubstanzen für Homöopathika werden aus dem Pflanzenreich hergestellt. Belladonna, die Tollkirsche, wurde schon genannt sowie Allium cepa, die Zwiebel. Auch Coffea, die Kaffeebohne, deren Wirkung wohl jeder schon an sich selbst ausprobiert hat, ist ein oft verwendetes homöopathisches Mittel. Es kann sich um hochgiftige Pflanzen wie Digitalis (Fingerhut) oder Aconitum napellus (Sturmhut) handeln oder um völlig ungiftige Pflanzen wie Pulsatilla (Küchenschelle). Wesentlich ist allein, ob sich eine Pflanze nach homöopathischer Zubereitung als wirksam erweist. Einige Substanzen finden in unverdünnter Zubereitung auch in der Schulmedizin Verwendung, wie zum Beispiel Digitalis oder Crataegus in der Herztherapie, aber auch Glonoinum, besser bekannt als Nitro-Glycerin, das von der Homöopathie (in homöopathischer Dosierung selbstverständlich) in die Therapie eingeführt wurde, von der Schulmedizin aber bis heute in der Behandlung der koronaren Herzkrankheit (Angina pectoris = Verengung der Herzkranzgefäße) eingesetzt wird.

Es gibt aber auch wichtige Medikamente aus dem Tierreich, wobei es sich hierbei vor allem um Tiergifte handelt. Lachesis (die Buschmeisterschlange) oder Naja (Kobra) gehören hierher ebenso wie Apis (Biene) oder Tarantula (die Tarantel). Auch die Tinte des Tintenfisches (Sepia) findet als wichtige homöopathische Arznei ihre Verwendung.

Daneben gibt es die wichtige Gruppe der mineralischen Arzneien und der Metalle. Gold (Aurum), Kupfer (Cuprum) oder Platin (Platinum) sind nur einige der verwendeten Edelmetalle, die vor allem in der Behandlung schwieriger chronischer Krankheiten ihren festen Platz haben. Minerale wie Schwefel (Sulfur), Erdalkalien wie Natrium und Kalium in ihren Verbindungen gehören zu den am meisten verordneten homöopathischen Arzneien.

Sogar Krankheitsprodukte wurden homöopathisch zubereitet und als wichtige Medikamente in die Therapie eingeführt. Man bezeichnet diese Arzneigruppe mit dem Namen Nosoden. Hierzu zählen unter anderen Tuberkulinum (aus tuberkulösem Material gewonnen), Medorrhinum (aus dem Gonokokkeneiter der Trippererkrankung), Carcinosinum (aus Krebsgeschwüren), aber auch Eigenblutnosoden (aus dem Blut eines Menschen bei bestimmten, vor allem allergischen oder infektiösen Erkrankungen). Hier muss erneut betont werden, dass im Verlauf der Zubereitung homöopathischer Medikamente diese so verändert werden, dass sie weder toxisch (Belladonna, Arsen etc.) noch ansteckend (Tuberkulinum) sein können. Zum Verständnis hierzu sei auf das folgende Kapitel über die Potenzierung verwiesen. Von besonderem Interesse sind hin und wieder Drogen als Homöopathika, also etwa Opium oder Cannabis oder Agaricus. Hier kommt es immer wieder zu behördlichen Einschränkungen bei Abgabe oder Einfuhr von Hochpotenzen solcher Arzneimittel mit dem absurden Widerspruch, dass einerseits wegen der hohen Verdünnung Unwirksamkeit generell unterstellt wird, andrerseits aber wegen der besonderen Stoffgruppen trotz hoher Verdünnungen Wirksamkeit im toxischen Sinne befürchtet wird. Weder von Opium noch von Cannabis oder anderen derartigen Substanzen kann ab D23 irgendjemand je berauscht oder gar abhängig werden.

Die Verfahren zur Herstellung der Ausgangssubstanzen für die homöopathischen Arzneien sind standardisiert und im „Homöopathischen Arzneibuch" (HAB) festgelegt. Viele dieser Verfahren gehen auf den Begründer der Homöopathie, auf Hahnemann, zurück, der neben seinem Medizinstudium auch Pharmazie studiert hatte. Grundsätzlich stehen die Ausgangsmaterialien nach ihrer Gewinnung und Zubereitung entweder in Lösung (Urtinktur) oder in Verreibung (Ursubstanz) zur Verfügung. Diese werden jedoch in der Regel nicht zur homöopathischen Therapie benutzt. Das eigentlich Homöopathische an einer Arznei beginnt jedoch erst dann, wenn Urtinktur oder Ursubstanz nach genau festgelegten Regeln weiterverarbeitet werden. Über diesen Vorgang der Potenzierung wird noch ausführlich zu sprechen sein.

Am Ende dieses Vorgangs liegt das homöopathische Medikament in Form von Tabletten (auf dem Rezept tabl.), Lösungen (dil.), Verreibung oder Pulver (trit.) oder Streukügelchen (Glob.) vor, und in dieser Form wird es vom Patienten eingenommen. Welche dieser Formen verabreicht wird und in welcher Dosierung dies geschieht, hängt von der Art und Schwere der Erkrankung, der Individualität des Patienten und der Erfahrung des Arztes ab.

Die Kenntnis über die Wirkung dieser Substanzen verdankt die Homöopathie zum einen der alten Medizin mit ihren Heilkräuterrezepten, zum anderen und wesentlicheren Teil aber der sogenannten homöopathischen Arzneimittelprüfung (HAMP). Wie die Herstellung der Arzneien wurde auch dieser wesentliche Bestandteil der Homöopathie von Hahnemann eingeführt und beispielhaft vorgegeben. Dies bedeutet nichts anderes, als dass gesunde Personen, in der Regel homöopathische Ärzte, homöopathische Medikamente einnehmen und die bei sich selbst beobachteten Symptome gewissenhaft notieren. Wichtig ist hierbei, dass es sich jeweils um Einzelmittel handelt, die in nicht-toxischen Dosen einzunehmen sind, sodass keine Gefahr für die Gesundheit des Prüfenden besteht. Ebenso wichtig ist es, dass es keinen Sinn macht, kranke Personen an einer Arzneimittelprüfung zu beteiligen, da sich Krankheitssymptome mit den Prüfsymptomen mischen würden. Außerdem erscheint es sinnvoll, dass solche Prüfungen durch Gruppen von Prüfern durchgeführt werden, damit das Spektrum der auftretenden Symptome größer wird und durch den Vergleich untereinander die Zuverlässigkeit der Prüfungen erhöht wird. Im Prinzip kann jeder gesunde Mensch an einer solchen Arzneiprüfung teilnehmen. Dabei ist aber zu bedenken, dass die Kunst der Selbstbeobachtung und die Fähigkeit, das Wahrgenommene präzise zu formulieren, ein hohes Maß an Disziplin und Interesse voraussetzt. Diese Voraussetzungen sind normalerweise bei nicht in Heilberufen Tätigen nicht gegeben, sodass heute in erster Linie Ärzte und in Ausbildung befindliche Mediziner an solchen Arzneiprüfungen teilnehmen. Die Ergebnisse einer solchen nach den genannten Vorschriften durchgeführten Arzneiprüfung werden im wesentlichen vor allem nach zwei Kriterien beurteilt. 1. Welche Hauptwirkungsrichtungen lassen sich erkennen? 2. Welche und wie viele verschiedene Symptome haben sich ergeben? Vom Arzneimittel Tollkirsche (Belladonna) kennt man weit über 2500 Einzelsymptome, vom Schwefel (Sulfur) gar über 4000. Von anderen Mitteln sind nur wenige Symptome bekannt. Dies hängt natürlich auch davon ab, wie oft und von wie vielen Prüfern das jeweilige Mittel geprüft wurde. Auch heute werden homöopathische Arzneimittelprüfungen durchgeführt, wobei das Hauptbemühen dahingeht, die hohen Standards der ursprünglichen Prüfungen von Hahnemann und Zeitgenossen wieder zu erreichen, vor allem was die Genauigkeit der Selbstbeobachtung und die Disziplin hinsichtlich der Durchführung der Arzneimittelprüfung anbelangt. Zweifellos sind wir heute einer Vielzahl von damals nicht vorhandenen Stimuli und Beeinträchtigungen aus unserer Umwelt ausgesetzt, die ihrerseits die Beurteilung von Arzneimittelprüfungen zu erschweren vermögen. Bis heute eine Arznei von ihrer Prüfung über die Aufzeichnung den Weg in die entsprechenden Bücher und

Nachschlagewerke findet, vergeht viel Zeit, die Erweiterung der „Materia Medica", also die Aufzeichnung der erprüften Symptome der homöopathischen Arzneien, geht nur noch sehr langsam vor sich. Hier könnte erst durch eine gesellschaftliche, politische und finanzielle Aufwertung der Homöopathie eine deutliche Verbesserung erreicht werden.

Alle diese solchermaßen erprüften Daten finden als Arzneimittelbild Eingang in die bereits erwähnte „Materia Medica". Es gibt sehr viele solcher Nachschlagewerke, hier seien nur einige wichtige genannt. Die erste und immer noch vorbildliche hinsichtlich Präzision in Beobachtung und Beschreibung stammt von Hahnemann selbst mit dem Titel „Reine Arzneimittellehre". Hahnemann hat um die hundert Arzneiprüfungen an sich selbst durchgeführt. Mitte des letzten Jahrhunderts erlangte die Homöopathie in den USA große Bedeutung, und dieser Tatsache verdanken wir die bis heute umfänglichsten Symptomensammlungen. Da ist einmal das zehnbändige Werk „The Guiding Symptoms of our Materia Medica" von Constantin Hering, zum zweiten die nicht minder umfangreiche „Encyclopedia Of Our Materia Medica" von T. F. Allen. Die beiden letztgenannten Werke liegen bis heute nur in englischer Sprache vor.

Außer diesen riesigen Sammlungen originärer Symptome gibt es eine ganze Reihe von Lehrbüchern, die sich die didaktische Aufbereitung und Vermittlung des ungeheuren Stoffes zum Ziel gesetzt haben. Man nennt diese Bücher Arzneimittellehren, einige davon sind im Literaturteil im Anhang aufgeführt. Es sind dies jene Bücher, mit denen der Student oder in Ausbildung befindliche Arzt, aber auch der interessierte Laie zuerst in Berührung kommt, wenn er sich über homöopathische Arzneimittel und ihre Wirkungen informieren will. Man findet vom kleinen Kompendium über Leitsymptom- oder Keynote-

Sammlungen bis zu mehrbändigen Arzneimittellehren eine reichhaltige Literaturauswahl.

Dieser Fundus an homöopathischem Wissen ist in stetigem Wachstum begriffen, da weiterhin und in aller Welt Arzneimittelprüfungen durchgeführt werden, sei es als Nachprüfungen bekannter Medikamente, sei es als Prüfung neuer Substanzen. Im Gegensatz zu allopathischen Medikamenten, die schon kurze Zeit nach ihrer Neueinführung veralten, bleibt jede einmal geprüfte und für wirksam befundene Arznei Teil des Arzneischatzes der Homöopathie, ein im Zeitalter der Wegwerfgesellschaft geradezu revolutionäres Merkmal und Garant für die hohe Qualität der hier bereits geleisteten Arbeit.

Aus dem Gesagten wird verständlich, dass es keinem Lebenden möglich ist, diese riesige Informationsfülle zu speichern. Der homöopathische Arzt macht sich zwar während seiner Ausbildung mit den Grundzügen und Arzneibildern möglichst vieler Arzneien vertraut, die notwendige Exaktheit bei der Verschreibung erfordert jedoch in aller Regel den Rückgriff aufs Repertorium und auf die großen Nachschlagewerke. In den letzten Jahren wurde als Vereinfachung dieser manchmal umständlichen und zeitraubenden Tätigkeit der Computer als Hilfsmittel in die Homöopathie eingeführt. Mehr und mehr Ärzte bedienen sich mittlerweile auch dieser Technologie neben ihren Büchern. Gerade der Vorgang des Repertorisierens kann hierdurch oft erheblich abgekürzt werden. Diese gesparte Zeit kommt letztlich wieder dem Patienten zugute. Dennoch ist wie bei allen technischen Neuerungen auch hier kritische Distanz angebracht, die notwendigen medizinischen und menschlichen Entscheidungen, die Bewertung des vom Patienten Gehörten, kurz alles, was den ärztlichen Entscheidungsprozeß ausmacht, werden nach wie vor im Kopf und im Herzen des Arztes bewältigt und nicht in einer seelenlosen Maschine.

Zusammenfassend bleibt festzuhalten, dass die homöopathische Arznei aus prinzipiell allen in der Natur vertretenen Substanzen hergestellt werden kann. Sie wird verabreicht in Form von Kügelchen, Pulvern, Tabletten oder Tropfen. Ihre Herstellung erfolgt nach standardisierten Regeln gemäß dem „Homöopathischen Arzneibuch". Die Wirksamkeit homöopathischer Arzneien wird festgestellt durch die homöopathische Arzneimittelprüfung. Es sind heute mehr als 2000 Substanzen geprüft und in homöopathischer Verwendung.

5. KAPITEL

Potenzen und Dosierung

*Der Streit um den Würfelzucker im Bodensee.
Geistartige Wirkung. Wirkungshindernisse*

Nirgendwo wird der Unterschied der Homöopathie zur Schulmedizin deutlicher als beim Phänomen der Potenzierung. Selbst gutwillige und aufgeschlossene naturwissenschaftlich geprägte Mediziner sind spätestens bei diesem Punkt von der Unwissenschaftlichkeit der Homöopathie überzeugt. Wer sein ganzes Leben eingetrichtert bekommt, dass nur messbare Dosen eine messbare Wirkung erzielen können, ist beim Phänomen der homöopathischen Hochpotenzen überfordert, denn in ihnen ist tatsächlich keine Wirkstoffkonzentration mehr feststellbar, durch kein Messverfahren der Welt. Mit diesem gesicherten „Wissen" und nach dem Schluss, „weil nicht sein kann, was nicht sein darf", schließen die Gegner der Homöopathie „messerscharf", dass eine Wirkung schlichtweg nicht stattfindet und einzig auf der Einbildung der Patienten beruhen könne. Tatsache ist jedoch lediglich, dass man n o c h nicht weiß, wie die Hochpotenzen wirken. Es muss jenseits der Moleküle eine Erklärung geben, die auch skeptische Naturwissenschaftler zu überzeugen vermag. Es sei nur daran erinnert, dass das lange Zeit dogmatisch als „unteilbar" angesehene Atom heute in beliebig viele Einzelteile zerlegt werden kann.

Im vorigen Kapitel wurde die Herstellung der Urtinktur bzw. Ursubstanz geschildert. Um aus dieser Substanz nun ein homöopathisches Heilmittel zu machen, bedarf es einer weiteren Verarbeitung.

Dieser Vorgang wird Potenzieren genannt. Das Potenzieren ist ein Verfahren, das aus zwei Teilen besteht, nämlich dem schrittweisen Verdünnen der Urtinktur oder Ursubstanz in genau festgelegten Mischungsverhältnissen und dem Verschütteln. Durch das Verdünnen wird mit jedem Verdünnungsschritt Substanz aus der Lösung herausverdünnt. Mit jedem Schritt also wird eine Arznei weniger giftig. Mit dem Verschütteln wird sozusagen die in der Substanz enthaltene Information in das Lösungsmittel hineingeschüttelt, imprägniert, eingeprägt. Diese zwei Verarbeitungsschritte des Verdünnens und Verschüttelns (= Potenzierens) gehören untrennbar zusammen. Eine Argumentation nur aufgrund der Verdünnung verkennt das Wesen der homöopathischen Arznei.

Es gibt verschiedene Möglichkeiten der Verdünnung. Die drei wichtigsten und heute fast ausschließlich verwendeten seien hier geschildert. In Deutschland am weitesten verbreitet sind die sogenannten D-Potenzen, wobei D für dezimal steht. Es handelt sich also um Verdünnungen 1 : 10, das heißt auf ein Milligramm Substanz kommen 9 Milligramm Lösungsmittel (Wasser oder Alkohol). Wenn die Substanz einmal im Verhältnis 1 : 10 verdünnt und dann mit 10 kräftigen Schüttelschlägen nach unten auf eine stabile, elastische Unterlage verschüttelt wurde, erhält sie die Kennzeichnung D1. Wenn man von dieser Lösung wieder eine Verdünnung im Verhältnis 1 : 10 herstellt und auch dieses Gemisch 10mal kräftig wie angegeben verschüttelt, erhält diese neue Lösung das Kennzeichen D2. Die Ausgangssubstanz wurde im Verhältnis 1 : 100 (oder 1 : 10 hoch 2) verdünnt. Wenn ein Patient also ein Arzneimittel in der D6 erhält, dann bedeutet dies, dass diese Arznei 10 × 6 = 60 Schüttelschlägen unterzogen wurde und dass sie im Verhältnis 1 : 1 000 000, also eins zu einer Million (1 : 10 hoch 6) verdünnt wurde.

Wie man sieht, nimmt mit jedem Potenzierungsschritt der Substanzgehalt und damit die potenzielle Toxizität einer Arznei ab. Die homöopathische Wirksamkeit der Arznei dagegen nimmt mit jeder Potenzierungsstufe zu. Wir stehen also vor zwei entgegengesetzt verlaufenden Phänomenen: Abnahme der Substanzmenge einerseits und Zunahme der hineingeschüttelten Information oder Energie andrerseits verlaufen parallel und bedingen die Eigentümlichkeit des homöopathischen Arzneiprinzips. Und noch weiter gedacht: Je mehr Substanz herausverdünnt und je mehr Information gleichsam hineinverschüttelt wurde, um so intensiver wirkt eine homöopathische Arznei.

Wer also homöopathische Mittel beurteilen möchte, muss dies unter Berücksichtigung beider Phänomene, Verdünnen und Verschütteln, tun. Spötter haben oft vorgerechnet, dass man statt der Gabe einer C30 oder noch höheren Potenz genausogut ein Stück Würfelzucker im Bodensee auflösen könnte. Die Wahrscheinlichkeit, in Bregenz oder Romanshorn ein Molekül Zucker zu finden, ist tatsächlich praktisch Null. Das hingegen bestreiten Homöopathen gar nicht. Man weiß aus wissenschaftlichen Experimenten, dass Substanzen, die hoch verdünnt, aber nicht verschüttelt, wurden, keine nennenswerte Wirkung aufweisen, also keine homöopathischen Arzneien sind. Insofern sind also die Vergleiche mit der Wirksamkeit des Würfelzuckers im Bodensee unzulässig, da man das Zuckerstück im Bodensee wohl auflösen kann. Zur Herstellung einer homöopathischen Lösung aber müsste man den See auch noch verschütteln. Da aber das Verschütteln des Sees nicht gelingen wird, kann auch eine homöopathische Heilwirkung des Bodenseewassers nach Verrühren von Zucker oder anderem nicht erwartet werden. Wer also solchermaßen argumentiert, lässt die Hälfte der homöopathischen Wahrheit beiseite.

Außer den hierzulande geläufigsten D-Potenzen gibt es weitere. Die zweite wichtige Potenzierungsweise ist die Herstellung der C-Potenzen. Die Verdünnungsschritte werden centesimal, das heißt im Verhältnis 1 : 100 (1 : 10 hoch 2) hergestellt. Eine C6 enthält bei 60 Schüttelschlägen (analog D6) somit nur noch 1 : 10 hoch 12 Substanzmenge, das ist eine Zahl mit 12 Nullen. Jenseits der Verdünnung von 1 : 10 hoch 23 ist der Verdünnungsgrad erreicht, ab dem sich auch rein rechnerisch keine Substanz mehr in der Lösung befinden kann. Die Messgrenze dürfte für die meisten Substanzen bei C6 oder D12 erreicht sein, das heißt, auch für sensible physikalische oder chemische Apparaturen ist keine Substanz mehr auffindbar. Die C-Potenzen bieten den Vorteil, dass vor allem im niedrig potenzierten Bereich eine raschere Ausdünnung potenziell toxischer Stoffe erfolgt.

Hahnemann hat unter anderem den letztgenannten Umstand der Resttoxizität wenig verdünnter Substanzen (Tiefpotenzen) zum Anlaß genommen, noch schonendere homöopathische Medikamente herzustellen und kurz vor seinem Tod die sogenannten Q-Potenzen eingeführt. In der Apotheke sind sie derzeit vor allem unter der Bezeichnung LM-Potenzen erhältlich. LM ist die falsche römische Schreibweise für 50000; das heißt, jeder Verdünnungsschritt erfolgt im Verhältnis 1 : 50000. Mit dieser Zubereitung hat man schon im niedrig potenzierten Bereich (LM1–6) außerordentlich wenig Substanzeigenwirkung, was sich für die Behandlung vieler Zustände als sehr hilfreich erweisen kann. Diese Potenzen können auch über längere Zeiträume eingenommen werden, wenn man die Wirkung nicht zu drastisch haben möchte oder wenn parallel dazu eine vorerst unverzichtbare konventionelle medikamentöse Behandlung durchgeführt werden muss.

Nachdem nun der umstrittene und für die Homöopathie so kennzeichnende Punkt der Potenzierung erklärt wurde, seien noch einmal zusammenfassend einige Bemerkungen zu Wirkungsnachweis und Wissenschaftlichkeit gemacht. Aus dem bisher Gesagten geht hervor, dass die Homöopathie sowohl in der Zubereitung ihrer Arzneien als auch in der Prüfung ihrer Wirkungen am Menschen eine streng wissenschaftliche Methode ist. Sie erfüllt die Grundbedingungen, die an ein wissenschaftliches Experiment gestellt werden, das bekanntlich einsehbar, verstehbar und wiederholbar sein muss. Die Tatsache, dass ab einer bestimmten Potenzhöhe keine Substanz mehr gemessen werden kann, genügt nicht, sie als unwirksam zu disqualifizieren. Tatsächlich handelt es sich hierbei um eine große Herausforderung der Homöopathie an die moderne Wissenschaft. Erste Erklärungsmodelle werden bereits diskutiert und erforscht. Zur Zeit scheint man mit der Chaostheorie (siehe entsprechende Literatur) und mit Untersuchungen zur Systemordnung von Lösungsmitteln auf erfolgversprechenden Wegen. Diese Konzepte besagen, dass jedes Lösungsmittel in bestimmter und für es typischer Weise organisiert ist. So stehen beim Wasser die H_2O-Moleküle in ganz bestimmten räumlichen Anordnungen zueinander. Wenn nun eine Substanz in Wasser aufgelöst wird, ergeben sich zwangsläufig Änderungen der räumlichen Anordnung, da sich die neuen Moleküle sozusagen zwischen die Wassermoleküle drängen. Sollte die Substanz einfach in sukzessiven Schritten wieder herausverdünnt werden, ist diese Änderung der Anordnung reversibel. Wenn jedoch mit dem Herausverdünnen gleichzeitig ein dynamischer Vorgang wie zum Beispiel das Schütteln auf das Lösungsmittel einwirkt, wird sich Schritt für Schritt eine neue Systemorganisation des Wassers ergeben: Die auseinandergedrängten und neugruppierten Wassermoleküle „merken" sich quasi ihre neue Anordnung und behalten sie bei. Die Änderung der räumlichen Anordnung wird durch das Verschütteln irreversibel, und zwar mit jedem Verschüttelungsschritt nachhaltiger. Sollte ein solches in seiner Struktur verändertes Lösungsmittel in den großenteils aus Wasser bestehenden menschlichen Organismus gelangen, so könnte diese veränderte Struktur auf die flüssigen Systeme im Organismus, im Menschen, im Tier, in der Pflanze, übertragen werden.

Dieses Konzept weicht natürlich vom Rezeptormodell der klassisch-naturwissenschaftlich orientierten Medizin deutlich ab. Eine andere Arzneiwirkung als jene von Molekülen einer Substanz am Rezeptor einer Zelle wird in dieser Sicht nicht zugelassen. Das neue Konzept der Veränderung der Lösungsmittelorganisation hat den großen Nachteil, dass es nur unzulänglich erforscht wird und dass die finanziellen Mittel bislang vor allem den konventionellen Wissenschaften zur Verfügung stehen.

Man kann sich natürlich auch die Frage stellen, ob es überhaupt wichtig ist, nach einer exakten naturwissenschaftlichen Erklärung zu suchen für Phänomene und Wirkungen, die seit mehr als 200 Jahren nachweisbar und erlebbar wurden. Wir müssen zur Zeit akzeptieren, dass es jenseits von Molekülen und Rezeptoren eine andere Dimension gibt, die sich naturwissenschaftlicher Messbarkeit entzieht. In diesem Bereich sind die Hochpotenzphänomene angesiedelt. In der nahen und ferneren Zukunft wird diese Dimension, die bisher als „geistartig", „immateriell" oder allenfalls als „feinstofflich" bezeichnet wurde, im Geschehen der Krankheit, des menschlichen Lebens, der Natur eine bedeutende Rolle spielen. In dieser Sichtweise kann man dem Freiburger Arzt Jürgen Becker folgen, der für die homöopathischen Mittel den Begriff vom „Geist in der Materie" geprägt hat. Dies bedeutet, dass in jeder materiellen Erscheinungsform des Lebens auch eine geistige Dimension wohnt, die durch die Potenzierung zur homöopathischen Arznei für die Menschheit, ja prinzipiell für alle Lebewesen nutzbar gemacht werden kann.

Von da wird es auch verständlicher, weshalb tatsächlich zahllose Substanzen und Stoffe für die Homöopathie existieren. Denn quasi jeder materiellen Seinsform von Leben wohnt eine potenzielle Heilkraft inne, jene „Dynamis", die in der Lage ist, die verstimmte Lebenskraft von Menschen umzustimmen zur Heilung, zur Einswerdung, oder wie immer man dieses Geschehen in Worte fassen mag. Gerade in dieser Sichtweise wird die Eingebundenheit des Menschen in Natur und Kosmos, also eine integrale Sichtweise, verständlich. Und von hier wird auch deutlich, wie grundsätzlich verschieden dieser Ansatz ist vom analytisch zerlegenden der klassischen Naturwissenschaften und der darauf basierenden Medizin.

Wir haben nun gesehen, wie homöopathische Arzneien zubereitet und potenziert werden. Damit stehen wir vor der nächsten Frage, wie diese Mittel angewandt, das heißt dosiert werden.

Es wurde schon gesagt, dass so wenig wie möglich und so selten wie möglich einzunehmen sei, im Extremfall als Einzelgabe für Wochen und Monate. Grundsätzlich gilt, dass mit größerer Symptomenähnlichkeit zwischen Arznei und Krankheitssymptomen höhere Potenzen angewandt werden können. Doch bestimmte Regeln lassen sich auch für die jeweilige Höhe der Potenzierung aufstellen: Umgekehrt bedeutet dies, dass bei nur wenigen vorliegenden ähnlichen Symptomen entsprechend niedrigere Potenzen benutzt werden. Im Fall von akuten Krankheiten bleibt in der Regel keine Zeit für eine ausführliche Anamnese unter Einbeziehung der Biographie und einer ausgedehnten Erhebung psychischer Symptome. In diesem Fall wird der Arzt also ein Mittel in der D6 verordnen, eventuell als 3 × 1 Tablette täglich einige Tage bis zum Erkennen einer klaren Wirkung des Mittels. Statt einer D6 kann es sich auch um Globuli in C6 handeln, dann wären etwa 3 × 3 Globuli täglich bis zur Besserung der Beschwerden einzunehmen. Ähnliches gilt für Tropfen oder Verreibungen. Die verwendeten niedrigen Potenzen finden zwischen D2 und D12 (C12) Anwendung.

In besonders akuten Fällen kann auch eine stündliche oder halbstündliche Einnahme angeordnet werden. Hier trifft man auf eine Sonderheit der Verordnung, die von vielen erfahrenen homöopathischen Ärzten benutzt wird. In besonders akuten Fällen wird dem Patienten empfohlen, einige Globuli oder Tabletten einer Arznei in einem halben Glas Wasser aufzulösen und kräftig zu verrühren oder, wenn das Glas einen Verschluß hat, zu verschütteln. Erst davon soll nun in mehr oder minder kurzen Zeitabständen ein Teelöffel eingenommen werden. In der Regel wird die entnommene Menge wieder mit Wasser aufgefüllt und vor der nächsten Einnahme erneut verschüttelt und so weiter. Somit wird erreicht, dass die in kurzen Abständen eingenommene Arznei ihren Potenzierungsgrad jedesmal ein wenig verändert, sodass der Patient nicht zu oft die genau gleiche Potenz einnimmt. Viele Patienten kennen dieses Verfahren unter der saloppen Bezeichnung „verkleppern". Damit soll einerseits eine weitere Dynamisierung des Mittels erreicht werden, andrerseits kann man Erstverschlimmerungen (siehe unten) im akuten Fall abmildern bzw. unfreiwillige Arzneiprüfungen umgehen. Wenn aus später noch zu erörternden Gründen (siehe im Kapitel über Erstverschlimmerung) eine besonders sanfte Art der Therapie gewählt werden soll, wird man zu den Q-Potenzen mit ihrem hohen Verdünnungsgrad greifen und davon etwa ein- oder zweimal täglich zwei Globuli oder Tropfen pur oder in Wasser gelöst einnehmen.

Je sicherer sich jedoch der Arzt über das Ausmaß der Ähnlichkeit zwischen Krankheitssymptomen und Arzneisymptomen ist, um so eher wird er höhere Potenzen einsetzen: etwa eine Gabe eines Mittels in C30, drei Globuli, mit anschließendem Abwarten, bei akuten Krankheiten wenige Tage, bei chronischen entsprechend länger (siehe oben). Nach einer ausgedehnten Anamnese und daraus resultierender Ähnlichkeit von sehr vielen Symptomen, vor allem auch solchen aus dem Kapitel Geist und Gemüt oder aber den schon erwähnten sonderlichen, die individuelle Eigenheit eines Patienten ganz besonders widerspiegelnden Symptomen, wird häufig eine Einmalgabe eines Mittels in C200 oder C1000 oder noch höher erfolgen. Auf die Gabe eines solchen Mittels ist eine lange Wartezeit nicht nur sinnvoll, sondern dringend erforderlich, denn eine genaue Beurteilung einer Reaktion der Lebenskraft des Patienten ist nach wenigen Tagen nicht möglich. Über diesen anspruchsvollen Aspekt der Verlaufsbeobachtung und -beurteilung wird in den Kapiteln 6 bis 8 (Verlauf, chronische Erkrankungen, Konstitution) ausführlich die Rede sein. Im Prinzip ist der Höherpotenzierung nach oben keine Grenze gesetzt, und es gibt nicht wenige namhafte Homöopathen, die sich erst von der Anwendung derart hoher Potenzen eine tiefgreifende Heilung auf allen Ebenen versprechen.

Selbstverständlich gibt es auch Hindernisse, die einer erfolgreichen homöopathischen Behandlung im Wege stehen. Viele Ärzte bitten ihre Patienten, nach der Verabreichung ihrer Mittel auf Kaffee und die Verwendung ätherischer Substanzen wie Campher, Menthol, Minze etc. zu verzichten. Man hat beobachtet, dass einige homöopathische Mittel von anderen, sei es in der Ursubstanz, sei es in der potenzierten Form, in ihrer Wirkung gestört werden. Es handelt sich hierbei nur um einen Teil der homöopathischen Mittel, aber da diese Erkenntnisse lückenhaft sind, ist es bei ausbleibender Reaktion oder überhaupt zur Vorsicht angebracht, wenigstens eine Zeitlang auf diese Genußmittel zu verzichten. Dazu kommt, daß eine Droge wie Kaffee deutlich wahrnehmbare Veränderungen auf das Befinden eines Patienten hat, die ihrerseits selbst in die Gesamtheit der Symptome eingehen und die deutliche Unterscheidung der reinen Patientensymptome oftmals unnötig erschweren. Insgesamt aber kann man hier wie bei vielen diätetischen Empfehlungen übers Ziel hinausschießen. Empfehlenswert ist daher neben dem Verzicht auf die genannten Stoffe eine gesunde, normale Mischkost, wie sie ohnehin der Gesundheit am zuträglichsten wäre.

Ein weiterer Störfaktor können sogenannte Störfelder oder Herde sein, also Operationsnarben mit Verwachsungen oder verkapselte Eiterherde (Abszesse), aber auch Wurzelfüllungen der Zähne mit dem quecksilberhaltigen Amalgam. Bei Ausbleiben einer guten Wirkung trotz sorgfältiger Verordnung oder bei regelmäßigem Zurückkehren der Beschwerden schon kurze Zeit nach Wirkungseintritt sollte nach solchen Störungen gefahndet werden. Zur Entstörung kommt im Falle der Zähne oder der Eiterungen eine Herdsanierung in Frage, das heißt, die störenden Stoffe müssen ausgeräumt oder ausgeleitet werden. Häufig werden nach einem zahnärztlichen Eingriff hartnäckige Beschwerden neuralgischer Art im Kopf oder im Schulter-Nacken-Bereich ganz von selbst verschwinden, ohne dass weiteres Eingreifen erforderlich wäre.

Ein weiterer erheblicher Störfaktor liegt in der gleichzeitigen Einnahme pharmazeutischer (schulmedizinischer) Medikamente. Erstens geht von einigen dieser Medikamente (Hormone, Psychopharmaka, Schlafmittel) eine direkt die homöopathischen Mittel antidotierende (blockierende) Wirkung aus. Zweitens aber haben diese Mittel ähnlich wie der Kaffee eine deutliche Eigensymptomatik, die sich den Symptomen des Patienten überlagert und bei der Fallaufnahme kein klares Symptomenbild ermöglicht. Hier muss im Einzelfall sorgfältig abgewogen werden, welche Medikamente gefahrlos abgesetzt werden können. Abruptes Absetzen hochwirksamer Medikamente ist unbedingt zu vermeiden, da dies die Gesundheit des Patienten erheblich gefährden kann. In diesen Fällen ist nur mit Vorsicht und viel Geduld auf Dauer ein befriedigendes Ergebnis zu erzielen. Hier ist eigenmächtiges Verhalten seitens der Patienten, auch wenn sie von der „Chemie" noch so sehr die „Nase voll" haben, nachteilig und riskant. Am besten ist eine offene und vorurteilslose Zusammenarbeit des Homöopathen mit dem Schulmediziner, damit man hier zu befriedigenden Ergebnissen kommt.

Noch schwieriger ist die Situation bei Störungen, die in der sozialen Lage oder den Arbeitsverhältnissen liegen. Personen, die in unwürdigen Verhältnissen leben müssen, die in ihre Gesundheit schädigenden Arbeitsverhältnissen stehen, ohne dass Aussicht auf Abhilfe besteht, können durch das bestausgewählte Simile keine grundsätzliche Heilung erwarten. In diesem Bereich ist ein direkter Zusammenhang mit der allgemeinen ökonomischen und politischen Situation gegeben. In Zeiten der Rezession mit der realistischen Furcht vor Verlust des Arbeitsplatzes ist es viel schwieriger, Patienten in ein für sie bekömmlicheres Arbeitsverhältnis umzuleiten, als in Zeiten der Prosperität. Hier findet sich dann häufig ein Teufelskreis, aus dem Arzt und Patient auch bei größten Anstrengungen nur schwer den Ausweg finden. Wie häufig ist es zu erleben, dass Menschen körperliche Arbeiten verrichten müssen, die zu Gesundheitsschäden führen (Bau- oder Straßenarbeit, Paketdienst, Nachtschichten etc.)! Auch hier kann eine homöopathische Arznei Linderung oder vorübergehende Beschwerdefreiheit erzielen. Wenn aber das überlastende Moment nicht dauerhaft wegfällt, sind die Bemühungen in der Regel vergeblich. Hier erscheint es dann sinnvoller, mit allen nur erdenklichen Mitteln eine Änderung der Situation herbeizuführen, als mit immer neu verordneten Medikamenten die Augen vor der Wahrheit zu verschließen. Zuerst ist natürlich zu unterscheiden, ob die krankhafte Reaktion nur in einer Fehlanpassung des Patienten liegt, die dann sehr wohl homöopathisch zu behandeln wäre. Wenn es aber bei einem Arbeiter nach jahrelanger Bedienung des Preßlufthammers zu Ermüdungsbrüchen und anderen Verschleißerscheinungen kommt, muss eine Änderung seiner Arbeitsverhältnisse eingeleitet werden, damit die gleichzeitig notwendige homöopathische Therapie nicht sinnlos bleiben soll.

Zu diesen Störfaktoren soll aber abschließend noch deutlich bemerkt werden, dass das Haupthindernis für eine homöopathische Heilung zuerst in Fehlern bei sich selbst zu suchen ist. Nur ein gründlich und nach den Regeln der Kunst arbeitender Homöopath und nur ein ohne Rückhalt sich öffnender Patient, nur eine Verschreibung nach den oben geschilderten Regeln gewährleisten eine gute Wirkung der homöopathischen Arznei. Die meisten Störfälle lassen sich mit wenigen Fragen von vornherein identifizieren und ausschließen. Sie taugen nicht zur Ausrede für schlampiges Arbeiten oder für Mangel an Geduld. Der Hauptfehler liegt in der Regel darin, dass beide, Arzt und Patient, vor allem aber der Arzt, es sich zu einfach machen und auf die schulmedizinischen Muster der Verordnung nach Indikation oder Diagnose zurückfallen. Dies ist zwar bequemer, aber der Erfolg wird letztlich ausbleiben. Nur die Betrachtung jedes Menschen als Individuum mit seiner unverwechselbaren Identität und eigenen besonderen Krankheit wird zum Simile und damit zum Erfolg führen.

Zusammengefasst besteht das Verfahren des Potenzierens einer Arznei aus den beiden Vorgängen des Verdünnens und Verschüttelns. Beide Bestandteile sind unabdingbar. Homöopathische Hochpotenzphänomene lassen sich zwar nachweisen und vor allem erleben, man kann sie derzeit aber noch nicht naturwissenschaftlich zufriedenstellend erklären. Bei der Dosierung der homöopathischen Arznei gibt es klare Richtlinien, grundsätzlich sind seltene Gaben kleiner und kleinster Dosen bis hin zur Einmalgabe anzustreben. Nichtwirkung ergibt sich in erster Linie aus Nichteinhaltung der Regeln homöopathischen Arbeitens, daneben aber können Störungen in Form von Drogen, Medikamenten, Genussmitteln, Störherden oder auch im psychosozialen Umfeld das Wirken der homöopathischen Arznei behindern.

6. KAPITEL

Der Verlauf einer akuten Erkrankung unter homöopathischer Behandlung

Die Erstverschlimmerung. Weitere Konsultationen

Wie sieht nun der Verlauf einer homöopathischen Behandlung aus? Womit hat der Patient zu rechnen, in welcher Weise geht die erhoffte Heilung vor sich? Was geschieht bei akuten, was bei chronischen Erkrankungen? In diesem Kapitel widmen wir uns der korrekten homöopathischen Behandlung akuter Erkrankungen. In der Einleitung zum folgenden Kapitel über die Behandlung von chronischen Erkrankungen werden kurz einige Unterscheidungskriterien von akuten und chronischen Krankheiten skizziert.

Grundsätzlich ist vorerst festzuhalten, dass es in der homöopathischen Therapie keine prinzipiellen Unterschiede bei der Behandlung akuter und chronischer Krankheiten gibt. Stets wird aufgrund der Gesamtheit der Symptome nach der Ähnlichkeitsregel behandelt. Dennoch gibt es bei einzelnen Elementen (Fallaufnahme, Dosierung, Verlaufsbeurteilung) einige Abweichungen. Zum Einstieg sei ein typischer Fall einer akuten Erkrankung dargestellt.

Ende November kommt eine junge Musikstudentin in die Sprechstunde. Sie hat Fieber, das kann man an ihrem geröteten Gesicht gut sehen, und macht einen ziemlich schlappen Eindruck. Trotz dieser Schlappheit schildert sie eine innere Panik, da sie in knapp zwei Wochen Examenskonzerte habe (sie ist Geigerin) und sich diese Erkrankung nun auf keinen Fall leisten könne. Nachdem sie noch kurz von ihrer erheblichen Prüfungsangst erzählt hat, schildert sie ihre Erkrankung. Vor zwei Tagen sei ein Wetterumschlag mit Föhn gewesen, da habe alles angefangen. Sie habe auf einmal Frösteln verspürt und zunehmende Schwäche, sie nimmt an, dass sie sich womöglich bei einer Orchesterprobe angesteckt habe, denn da hätten einige Kollegen ordentliche Infekte gehabt. Allmählich seien auch Gliederschmerzen aufgetreten, vor allem im Rücken, und dann habe sie auch Fieber bekommen, ca. 38,5 Grad Celsius, und die Schlappheit sei immer schlimmer geworden. So weit ihr Bericht.

Nun muss sie mir trotz ihrer Erschöpfung noch einige Fragen beantworten. Die Schwäche verspüre sie in den Knien (weiche Knie), und auch die Augen könne sie fast nicht aufhalten. Sie habe nur geringe Halsschmerzen, und auch die Ohren täten gelegentlich etwas weh. Am liebsten würde sie nur in Ruhe gelassen werden. Wenn sie nicht wegen ihrer Prüfung in Sorge sei, wäre sie bestimmt im Bett geblieben und nicht in die Sprechstunde gekommen. Sie habe nur sehr wenig Durst, obwohl sie bei jeder Bewegung ins Schwitzen komme. Nachts schwitze sie nicht besonders.

Da grippale Erkrankungen mit solchen Symptomen in Süddeutschland gerade bei Föhnwetterlagen häufig vorkommen, genügen einige Blicke ins Repertorium, um das richtige Mittel zu finden. Die typische Schwäche (weiche Knie, Herunterfallen der Augenlider), die relative Durstlosigkeit trotz Fieber, die Auslösung durch den Wetterwechsel, aber auch die freimütig zugegebene Examensangst sind allesamt Besonderheiten der Arznei Gelsemium (wilder Jasmin). Da die Erkrankung nun bereits den dritten Tag besteht, wird die Patientin darüber aufgeklärt, dass sie etwa genausoviel Zeit bis zur Gesundung einkalkulieren müsse, sodass sie dann wieder ihre Arbeit fürs Examen aufnehmen könne. Sie erhält also Gelsemium als D12, in Tablettenform, 3mal heute, 2mal morgen und noch einmal übermorgen zu nehmen. Spätestens übermorgen solle sie sich zurückmelden. Wenn es heute noch mal etwas schlimmer werde, solle sie sich ins Bett legen und abwarten, wichtig sei, dass sie ab morgen eine deutliche Besserung verspüre.

Am gleichen Abend rief die Patientin an und berichtete, dass sie kurz nach der Einnahme der ersten Tablette leichte Kopfschmerzen bekommen habe, die aber wieder vergangen seien. Nun will sie wissen, ob sie das Medikament weiter einnehmen soll. Da eine solche Reaktion durchaus für einen positiven Heilverlauf spricht, wird sie beruhigt, und als sie zwei Tage später noch mal vorbeischaut, ist von der Grippe keine Rede mehr. Sie hat ihre Geige dabei und ist auf dem Weg zur nächsten Orchesterprobe.

Hier zeigt sich der optimale Verlauf einer korrekt durchgeführten homöopathischen Behandlung einer akuten Erkrankung, wie er oft, aber längst nicht immer zu sehen ist. Kurz zur Analyse dieses Falles, der keine großen Schwierigkeiten aufwies, sondern viele Merkmale bot, anhand deren eine zutreffende Verschreibung leicht möglich ist. Ihre Vermutung, sie könnte sich im Rahmen einer Infektwelle angesteckt haben, war sicher zutreffend. Dass sie aber überhaupt empfänglich wurde für eine Infektion, dass sie also eine vorübergehende Infektabwehrschwäche hatte, lag vor allem an zwei Gründen. Da ist zum einen der Wetterwechsel als letztlich auslösender Faktor, und da ist zum anderen die Belastung durch die bevorstehende Prüfung, in der homöopathischen Symptomsprache „Erwartungsangst vor Prüfungen". Und als drittes kennzeichnendes Symptom kommt eine Besonderheit der Patientin hinzu, etwas Auffälliges, das so nicht logisch zu erwarten wäre: Sie hatte trotz ihres Fiebers praktisch keinen Durst. Allein mit diesen drei Kriterien war die Verschreibung von Gelsemium gesichert, die übrigen, vor allem körperlichen Symptome dienten lediglich der Bestätigung für das Mittel.

Der zeitliche Aufwand für Untersuchung und Gespräch betrug zehn Minuten, die Kosten für das Medikament lagen im Pfennigbereich. Der Anruf am Abend brachte dann eine Eigentümlichkeit zutage, die oft als Hinweis auf die beginnende Heilung zu sehen ist. Sie hatte Kopfschmerzen, über die sie vorher nicht geklagt hatte. In der „Materia Medica" sind unter der Rubrik Kopfschmerz sehr viele Gelsemium-Symptome aufzufinden, wie zum Beispiel ein Druck in der Stirn oder ein Hinterhauptsschmerz, der vom Nacken über den ganzen Kopf bis in die Stirn ausstrahlt. Auch der Ausdruck der intensiven Müdigkeit ist sehr typisch für dieses, aber auch für sehr viele andere Mittel. Zusammenfassend findet sich eine Ursache (Causa), ein Symptom aus dem Bereich Geist und Gemüt, ein sonderbares und auffälliges Symptom und die Bestätigung durch die eher infekttypischen Symptome, die für sich allein nicht auf gerade dieses Mittel schließen lassen. Es sollte bei der Aufzählung dieser Kriterien klar geworden sein, was eine wesentliche Eigentümlichkeit der homöopathischen Therapie ausmacht: Nicht die zu erwartenden typischen Symptome, nicht die Diagnose, nicht die generellen Merkmale der Erkrankung „akuter grippaler Infekt" führen zum Simile und damit zur Heilung, sondern die untypischen, eigenheitlichen, individuellen, charakteristischen Symptome in ihrer Gesamtheit, die die Reaktionslage dieser jungen Geigerin und keiner anderen Person charakterisieren. Einer ihrer Kollegen, der um die gleiche Zeit kam, hatte „den gleichen Infekt", aber er trank literweise kalte Getränke, am liebsten Wasser, und hatte einen schmerzhaften Husten, der ihm jede Regung nahezu unmöglich machte aus Furcht vor dem nächsten Anfall. Ihm wurde mit ähnlichem Erfolg Bryonia (Zaunrübe) verabreicht.

Zurück zum Kopfschmerz unserer Patientin, der offensichtlich zuerst einmal ihren Zustand verschlechtert hat, dann jedoch von selbst verging. Hier trat eine Reaktion auf, die in der Homöopathie als Erstverschlimmerung oder Erstreaktion bezeichnet wird. Dies hat nun nichts mit einer unerwünschten Nebenwirkung zu tun, wie man es von allopathischen Medikamenten kennt, vielmehr handelt es sich um ein bedeutsames Zeichen, dass die Heilung den gewünschten Verlauf nimmt. Wie kommt es zu dieser Erstverschlimmerung?

Im Kapitel über das Simileprinzip (Ähnlichkeitsregel) wurde dargelegt, dass ein Mittel nur dann homöopathisch, also der Krankheit ähnlich ist, wenn es im Patienten eine Kunstkrankheit auslösen kann, die der bestehenden Krankheit sehr nahe kommt. Erst auf das Entstehen dieser Kunstkrankheit kann der Organismus seine Selbstheilungskräfte so weit aktivieren, dass es zur Vertreibung der ursprünglichen Krankheit kommt. Die Kunstkrankheit ist durch das homöopathische Medikament ausgelöst. Sie ist daher nicht stark und vergeht bald von selbst. Bei der Erstverschlimmerung nun handelt es sich um nichts anderes als um die Symptome eben jener Kunstkrankheit. Das heißt, die vorhandenen Symptome können sich noch etwas verstärken, oder es sind kurz andere Symptome wahrzunehmen, die im Arzneimittelbild der Arznei zu finden sein müssen. Die Erstverschlimmerung ist also im Grunde ein erwünschter Effekt, da sie das Einsetzen der Heilung anzeigt. Das Bemühen des Arztes geht vor allem dahin, die Intensität und Dauer dieser Erstreaktion durch geeignete Dosierung und Potenzwahl so gering wie möglich zu halten. Häufig wird ein Patient von dieser Erstreaktion nichts oder nicht viel bemerken, sei es, dass seine eigenen Symptome sehr akut und stark sind, sei es, dass er nach der Gabe einschläft und sich um so besser erholt, sei es, dass Potenz und Dosis so passend waren, dass die Reaktion nicht ins Bewusstsein dringt und nicht merkbar wird.

Der optimale Verlauf einer homöopathischen Heilung ist also gekennzeichnet durch das mögliche Auftreten einer Verschlechterung im Bereich der Lokalsymptome bei gleichzeitiger Besserung des Allgemeinzustandes. Es soll hier betont werden, dass die Beurteilung einer Reaktion, also einer Verschlechterung oder Verbesserung des Zustandes oder einzelner Symptome, sehr schwierig ist und sehr viel Erfahrung erfordert. Auch hierbei gibt es bestimmte Regeln, die ebenfalls einer Art Hierarchie folgen. Eine vorübergehende Verschlechterung von Lokalsymptomen (Schmerzen, Rötungen, Hautausschlägen etc.) bei gleichzeitiger Besserung des Allgemeinzustandes oder des seelischen Befindens ist als ein positives Anzeichen zu bewerten. Umgekehrt ist die Besserung eines Lokalsymptoms bei gleichzeitiger Verschlechterung des Allgemeinbefindens ungünstig zu bewerten. Die erwünschte Reaktionsrichtung geht also quasi von innen (Psyche) nach außen (Körper). Das heißt, die Besserung der Lokalsymptome folgt stets nach der Besserung der höherwertigen Geistes- oder Allgemeinsymptome. Daneben gibt es bei akuten Erkrankungen in der Regel auch überschaubare und kalkulierbare zeitliche Dimensionen der Wirkung homöopathischer Mittel. Für akute Erkrankungen gilt, dass in etwa die Zeit von Erkrankungsbeginn bis Behandlungsbeginn auch für die Heilung einkalkuliert werden muss. So kann bei akuten Prozessen, die erst wenige Stunden andauern, bei richtiger Verschreibung durchaus eine drastische Besserung innerhalb weniger Stunden erfolgen.

Abweichungen von diesem Verlauf können, müssen aber nicht, anzeigen, dass die Mittelwahl nicht ganz korrekt, die Arznei der Krankheit also nicht ähnlich genug war. Anhand des obigen Falles seien hier ein paar mögliche Verläufe skizziert.

Ein gelegentlich zu beobachtender „Erfolg" sieht folgendermaßen aus: Ohne weitere Änderung des Befindens, also ohne Erstreaktion, kommt es zu einer komplikationslosen Abheilung des Befundes, im obigen Fall also beispielsweise nach etwa vier bis fünf Tagen. Hier hat das homöopathische Mittel zwar nicht durchgreifend, immerhin aber ein wenig geholfen. Es war zwar ähnlich, aber nicht ganz ähnlich genug, die Selbstheilung wurde unterstützt. Bei einer erneuten Erkrankung sollte nach Möglichkeit nach einem anderen Mittel gesucht werden. Wenn ohne eine merkbare Reaktion die Abheilung noch langsamer erfolgt, also bei einem normalen grippalen Infekt in der üblichen Zeit von etwa einer Woche, hat das Mittel nur sehr geringe Ähnlichkeit gehabt, aber zumindest die Selbstheilung nicht gestört. In beiden Fällen ist es für den Arzt und den Patienten im Hinblick auf spätere Behandlungen wichtig zu wissen, wie die Heilung verlaufen ist.

Wenn dagegen nach zwei bis drei Tagen der Patient wiederkommt und die Situation völlig unverändert ist, muss bei einer akuten Erkrankung davon ausgegangen werden, dass das Mittel nicht stimmt. Hier sollte dann mit einer gründlicheren Anamnese ein neues Mittel gesucht werden. Noch eindeutiger liegt der Fall, wenn das Befinden sowohl lokal als auch allgemein schlechter wurde. In diesem Fall ist es dringend, dass ein neues Mittel verschrieben wird, denn die Krankheit schreitet in einer für den Patienten ungünstigen Richtung fort.

Zur Illustration, wie bei ausbleibender Besserung einer akuten Krankheit weiter verfahren werden kann, sei ein weiterer typischer Fall berichtet. Ein junger Mann Anfang Zwanzig kommt am Montag früh in die Sprechstunde. Man sieht auf den ersten Blick, was los ist, er hält den Kopf leicht nach rechts oben verdreht, bewegt sich sehr vorsichtig und verzieht schon bei der Begrüßung das Gesicht, weil jede Bewegung schmerzt. Die Untersuchung ergibt eine verspannte Hals- und Nackenmuskulatur der rechten Seite, die Diagnose lautet Torticollis spasticus oder akuter Schiefhals. Auf die Frage nach der Ursache weiß der Patient nicht viel zu berichten, er sei gegen morgen erwacht mit Schmerzen, wohl, weil er sich im Schlaf bewegt habe. Wärme lindere zwar, aber nur wenig. Sonst kann er keine Angaben machen, er will nur möglichst bald diese Schmerzen loswerden. Ein Blick nach draußen zeigt regnerisches Wetter seit dem Abend des Vortages, auf weiteres Befragen erzählt der Patient, dass er kurz draußen gewesen und dabei nass geworden sei. Er wisse nicht, welche Position die beste sei, um seine Schmerzen erträglicher zu machen. Aufgrund dieser spärlichen Symptome und dem wahrscheinlichen Auslöser von Abkühlung und Durchnässung sowie dem offensichtlich schmerzbedingten Zwang zu häufigem Lagewechsel wird Rhus toxikodendron verordnet (Giftsumach), ein Mittel, das häufig bei rheumatischen Beschwerden nach Überanstrengung oder auch nach Unterkühlung oder Durchnässung oder auch bei Verschlechterung des Klimas zum Einsatz kommt. Zwei Tage später kommt er wieder, der Kopf nicht mehr ganz so schief, aber viel hat sich nicht gebessert. Auf die Frage, ob ihm Bewegung oder Ruhe besser bekäme, antwortet er, am liebsten würde er direkt auf der schmerzenden Seite liegen, er rolle dann sein Kissen ganz eng zusammen, damit es kräftig in die schmerzende Halspartie gedrückt werde. Wenn er so eine Weile regungslos verharre, wäre der Schmerz fast weg, doch sobald er die Lage ändern müsse, sei es wieder ziemlich stark. Nun ist der Fall klarer, aufgrund dieser deutlichen Modalität der Besserung in Ruhe und durch Druck erhält er Bryonia, drei Globuli C30 und fünf weitere, die er zu Hause in Wasser auflösen, kräftig verrühren und dann stündlich einnehmen solle. Sobald er Linderung verspüre, solle er die Pausen zwischen den Einnahmen ausdehnen. Nach zwei Tagen kommt ein Anruf seiner besorgten Freundin, die ihn unbedingt daran hindern will, dass er Motorrad fährt. Anscheinend geht es dem jungen Mann heute so gut, dass er weder Wind noch Wetter scheut. Die Freundin wird beruhigt, die Schmerzen sind ganz offensichtlich ausgestanden. In diesem Fall kam mit der C30 eine höhere Potenz zum Einsatz, da die geschilderten Modalitäten für das Mittel Bryonia (Zaunrübe) sehr charakteristisch sind. Bei der ersten Befragung war die Krankheit noch zu frisch, der Patient konnte zu den gezielten Fragen keine präzisen Angaben machen, erst nach zwei mehr oder weniger peinvollen Nächten war klar, welches Mittel für diesen Fall das richtige sein würde.

Viele werden aus eigener Erfahrung wissen, welche Möglichkeiten die Schulmedizin hier bereithält, es ist ein stattliches Arsenal mehr oder weniger wirksamer Waffen. Vorsichtige Ärzte werden bei noch erträglichen Schmerzen Salbeneinreibungen verordnen, etwa mit einer die lokale Durchblutung fördernden Substanz in Kombination mit Entzündungshemmern. Hierzu sei gesagt, dass sogar innerhalb der Schulmedizin die Wirksamkeit solcher Salben sehr umstritten ist. Der einzige Nutzeffekt ist oft die häufige sanfte Massage, mit der die erkrankte Partie bedacht wird. Nur zu oft aber sind die Schmerzen so, dass mit starken Schmerzmitteln aus der Reihe der sogenannten „nichtsteroidalen Antirheumatika" (das heißt, sie enthalten kein Cortison) die Schmerzen so lange überbrückt werden, bis die Erkrankung nach einer Woche mehr oder weniger abgeklungen ist. Beim Bestehenbleiben von Restbeschwerden folgt der Gang zur Massage oder Krankengymnastik, Wärmebehandlungen und anderen mehr oder weniger sinnvollen physikalischen Maßnahmen, deren Wirkung im übrigen hier nicht angezweifelt werden soll. Sie sind den oben genannten Antirheumatika allemal vorzuziehen. Ein gut gewähltes homöopathisches Medikament behandelt nicht nur die schmerzhafte Erkrankung schnell, sanft und sicher, mit jeder solchen Behandlung wird auch die Anfälligkeit des Patienten in diesem Bereich geringer werden. Er wird stabiler, und seine Selbstheilungskräfte werden gestärkt.

Mit diesem Beispiel sollte klar geworden sein, wie wichtig und nützlich eine gute Selbstbeobachtung des Patienten für eine korrekte homöopathische Behandlung ist. Andererseits ist es bei akuten Erkrankungen nicht sinnvoll, vom Patienten die Geduld und Fähigkeit zu erwarten, endlose Befragungen über sich ergehen zu lassen. Gerade in diesen Fällen ist es wichtig, dass man mit wenigen deutlichen Symptomen und Beobachtungen zum Ziel kommt.

Bei beiden geschilderten Fällen könnte nun der Einwand kommen, auch ohne homöopathische Behandlung wäre früher oder später die Heilung eingetreten. In beiden Fällen hat jedoch das richtige Mittel den Verlauf erheblich abgekürzt, und, was fast noch schwerer wiegt, nach erfolgreichen Behandlungen sind oft die Patienten gesünder und widerstandsfähiger als zuvor. Die junge Geigerin, die mich später wegen einer geplanten Tropenreise konsultierte, berichtete, dass sie ihre Prüfung mit erstaunlicher Konzentration und Gelassenheit erfolgreich hinter sich gebracht habe. Sie sei insgesamt deutlich weniger nervös und auch ihre häufigen Erkrankungen vor derart wichtigen Anlässen, und deren gibt es im Musikerleben viele, seien sehr zurückgegangen. Der junge Motorradfahrer kam im darauffolgenden Frühjahr noch mal wegen einer akuten Bronchitis in die Sprechstunde, wie er sie seit seiner Kindheit öfters durchgemacht habe. Er erhielt für diese ganz andere Erkrankung dasselbe Mittel, zuerst in C6 für einige Tage, bei einer zweiten Konsultation wegen bestehender Restbeschwerden in C200. Auf diese zweite Verordnung hin ging es ihm nochmals einige Tage schlechter, er entwickelte kräftige Schleimproduktion und ziemlich viel Auswurf, doch dann erholte er sich rasch, und seitdem ist er trotz weiterhin intensiv betriebenem Motorradhobby gesund geblieben. Doch zu diesen Aspekten des chronischen Krankseins mehr im nächsten Kapitel.

Sollte also, aus welchen Gründen auch immer, im akuten Fall eine zweite Verordnung nötig werden, so ist zuerst zu überprüfen, ob nicht eine andere Potenz des gleichen Mittels einzusetzen wäre. Nur wenn, wie im zweiten Fall, deutlich neue wegweisende Symptome auftreten, ist das Mittel zu wechseln. Stets jedoch ist erneut die Gesamtheit der Symptome zu beachten. Und in der Regel sollte noch etwas zugewartet werden, wenn nicht die Situation deutlich dagegen spricht. Es soll hier nicht verschwiegen werden, dass schwere akute Erkrankungen durchaus in kurzer Folge verschiedene Medikamente zu ihrer Behandlung benötigen, doch ist dies eher die Ausnahme als die Regel.

Patient und Arzt sollten stets bedenken, dass Krankheiten, auch akute Erkrankungen, in der Regel nicht zufällig, also nach Art von Schicksalsschlägen und unverdienten Prüfungen Gottes, auftreten. Bei genauerer Befragung ergibt sich immer ein Hintergrund, ein Terrain, auf dem günstige Bedingungen für eine Erkrankung bestehen. Wie sonst wäre es zu verstehen, dass selbst in Zeiten kleinerer oder größerer Epidemien von zum Beispiel Influenza, immer nur mehr oder weniger viele Menschen erkranken, keinesfalls aber alle. Wenn jeder Erreger, den Patienten mit in die Sprechstunde bringen, tatsächlich der Allein- oder Hauptschuldige an der Krankheit wäre, müssten sämtliche Kontaktpersonen, also auch das Praxispersonal inklusive Arzt, erkranken. Büros wären leergefegt und Schulen und Kindergärten könnten öfters im Jahr schließen. Wir alle wissen, dass dies nicht der Fall ist. Dennoch kämpft die Schulmedizin einen heroischen Kampf gegen die Erreger und vernachlässigt dabei das

„Terrain", den individuellen Patienten, der durch seine persönliche Situation erst die Vorraussetzung bietet, dass ein Erreger überhaupt „virulent", also krankheitserregend, sein kann. Diese Fixierung auf den „Feind" die vom individuellen Patienten weglenkt, ist wohl die Hauptsünde der klassischen Schulmedizin, und Sünde kommt von „sondern, trennen". Wenn jemand mit einem Schnupfen in die Praxis kommt, erhält er vom Schulmediziner schleimhautabschwellende Mittel, damit er besser atmen kann, Schleimlöser, damit der Schleim besser abfließt, und wenn es gelb oder eitrig herausläuft, womöglich gar noch ein Antibiotikum, damit der Erreger auf die ihm gebührende Weise geschlagen werde. Dabei würde manchmal die Frage, wovon ein Mensch gerade die Nase voll hat, viel mehr über den Ursprung seiner Krankheit erzählen. Womöglich hat er ständigen Ärger am Arbeitsplatz (Folgen von Ärger und unterdrücktem Zorn), oder er sitzt beständig in der Zugluft, die er doch überhaupt nicht verträgt. Mit dem passenden Simile kann hier oft eine grundlegende Wende zum Besseren erzielt werden, sanft, schnell, sicher und oft mit langanhaltender Wirkung.

Gerade auf dem Feld der akuten Erkrankungen kann die Homöopathie Großartiges leisten, wenn sie nur erst die Gelegenheit dazu erhält. Leider ist im akuten Fall der Griff zum vermeintlich rasch und sicher wirkenden Pharmakon verlockend: Schmerzkiller, Fiebersenker, Antibiotikum, und die Hoffnung, dass es diesmal mit gelinden Nebenwirkungen abgeht. Das Problem ist zwar in Kürze vorbei, doch kommt es mit großer Sicherheit wieder. Dann gibt es noch größere Dosen, so lange, bis Nebenwirkungen auftauchen oder der Patient vom dauernden Schlucken „die Nase voll" hat (siehe oben). Nur die Patienten selbst können hier in der Medizin eine Wende herbeiführen, wenn sie nämlich verlangen, entsprechend dem banalen Anlass – und oft genug sind akute Erkrankungen zuerst einmal banal – adäquat behandelt zu werden. Erst wenn wirklich schwere, unter Umständen lebensbedrohende Zustände auftreten, sollte die moderne Akutmedizin zum Einsatz kommen, und dann so konsequent wie möglich und so kurz wie möglich. Sobald es nur möglich ist, sollte ein Verfahren gewählt werden, welches zuerst die Selbstheilungskräfte des Menschen anspricht, und hier ist die Homöopathie in der ersten Reihe zu nennen.

Zusammenfassend bleibt festzuhalten, dass bei regelgerechter homöopathischer Behandlung schon nach kurzer Zeit ein deutlicher Effekt im Verlauf einer akuten Erkrankung festzustellen ist. In manchen Fällen kann es zu einer Erstreaktion im Rahmen der durchs Simile erzeugten Kunstkrankheit kommen, diese kann jedoch, vor allem bei adäquater Potenzwahl, unmerkbar verlaufen. Baldige Rückmeldung ist auf jeden Fall sinnvoll, da jeder Verlauf seine individuelle Richtung einschlagen kann, anders als bei den standardisierten Verläufen in der Schulmedizin. Die zweite Verordnung, falls notwendig, richtet sich nach der Gesamtheit der bei der Wiedervorstellung auftretenden Symptome.

7. KAPITEL

Die Behandlung chronischer Krankheiten als Domäne der Homöopathie

Die Anamnese bei chronischen Erkrankungen

Akute Erkrankungen beginnen mehr oder minder plötzlich, spitzen sich aufgrund der Reaktion des Organismus – der Lebenskraft – krisenhaft zu und heilen dann mit oder ohne Hilfe einer Behandlung (medikamentös, physikalisch, operativ) in überschaubarem zeitlichem Rahmen vollständig wieder aus, ohne dass sie Krankheitssymptome hinterlassen. Chronische Erkrankungen dagegen können akut oder schleichend beginnen, die Antwort des Körpers ist unzureichend. Deshalb kommt es nicht zur heilsamen Krise, sondern allenfalls zu krisenähnlichen Verschlimmerungen oder Schüben. Sie sind der Ausdruck des vergeblichen Versuchs des Organismus, sich zu wehren. Es kommt dann auch nicht zu einer Ausheilung der Krankheit, sondern sie bleibt insgesamt oder teilweise bestehen und erzeugt so einen dauerhaften, die Lebensqualität mehr oder minder stark beeinträchtigenden Leidensdruck. Je nach der Schnelligkeit des Fortschreitens einer chronischen Erkrankung droht endloses Siechtum und später auch der Tod, wenn die Krankheit nicht in einem fortgeschrittenen Stadium stillsteht. Eine Ausheilung im eigentlichen Sinn ist von einer chronischen Krankheit in der Regel nicht zu erwarten.

Als Beispiel einer chronischen Erkrankung, die sich aus einer akuten entwickelt, sei die chronische Hepatitis angeführt. Diese entsteht in der Regel durch die Infektion mit einem Virus. Wir kennen bis heute mehrere Viren, die eine infektiöse Hepatitis (Gelbsucht) auslösen können, die wichtigsten sind das A-Virus, das über den Mund, also durch kontaminiertes Wasser oder Nahrungsmittel, in den Körper gelangt, und das B-Virus, das direkt über das Blut (infizierte Kanülen) in die Blutbahn eingebracht wird. Die Forschung hat in den letzten Jahren weitere Erreger identifiziert, die sich aber nicht prinzipiell von den beiden „klassischen" Hepatitiserregern unterscheiden. Beide erzeugen einen akuten Entzündungszustand der Leber mit schweren allgemeinen Krankheitszeichen und dem bekanntesten Symptom, der Gelbfärbung von Haut und dem Augenweiß. Nach etwa fünf bis sechs Wochen ist die A-Hepatitis praktisch immer, die B-Hepatitis aber nur in ca. 80–85 Prozent der Fälle ausgeheilt. Bei einer Ausheilung ist man gegen das betreffende Virus lebenslang immun. Die restlichen 15–20 Prozent der Fälle jedoch heilen nicht vollständig aus, es bleibt eine mehr oder minder starke Entzündung der Leber bestehen. Dies kann sich in diskreten Krankheitszeichen äußern, häufig aber ist jahrelang nur durch Blutuntersuchungen das Weiterschwelen der Krankheit nachweisbar. Diese dauerhafte Entzündung der Leber führt jedoch allmählich zur Vernarbung dieses lebenswichtigen Organs, im Medizinerdeutsch Leberzirrhose genannt. Letzten Endes schrumpft die Leber über einen Zeitraum von Jahrzehnten hinweg, sie kann ihre Funktionen immer schlechter wahrnehmen. Es kommt zum Siechtum und endlich zum Tod der erkrankten Person. Diese Krankheit gilt bis heute als nicht heilbar. Warum nicht alle an B-Hepatitis erkrankten Patienten eine chronische Hepatitis bekommen, ist unklar; dass dies an verschiedenen Dispositionen verschiedener Individuen und damit an unterschiedlicher Anfälligkeit liegen könnte, wird seitens der Schulmedizin quasi achselzuckend zur Kenntnis genommen, für die therapeutischen

Überlegungen spielt nicht der Patient die wesentliche Rolle, sondern eben der Erreger.

Als Beispiel einer direkt chronisch beginnenden, schleichend entstehenden Erkrankung sei die Neurodermitis angeführt, eine Krankheit, die von juckenden und nässenden Hautausschlägen gekennzeichnet ist und häufig im Kindesalter beginnt. Die Ursachen für ihre Entstehung sind letztlich ungeklärt, bekannt sind Einflüsse der Ernährung und der Umwelt sowie eine gewisse erbliche Belastung. Genauso ungeklärt wie die Entstehung ist auch ihre Behandlung. Mit Salben, Medikamenten und strikten Diätanweisungen sind die Beschwerden häufig zu lindern, durch Klimawechsel ins Gebirge oder ans Meer vorübergehend sehr günstig zu beeinflussen, sie bleibt jedoch in der Regel als dauerhaftes Leiden bestehen. Bei allen unbestreitbaren Erfolgen der technischen Medizin bei akuten Erkrankungen und im operativen Bereich – wir stehen vor dem genauso unbestreitbaren Phänomen, dass chronische Erkrankungen hinsichtlich Zahl und Ausmaß zunehmen. Zwei Gesichtspunkte sind hierbei besonders zu erwähnen: Erstens verfügt die Schulmedizin für chronische Erkrankungen über keine kausalen Therapiekonzepte. Zweitens besteht zumindest zeitlich ein direkter Zusammenhang zwischen den Erfolgen der Schulmedizin bei akuten, vor allem Infektionskrankheiten einerseits und der Zunahme der chronischen Erkrankungen andrerseits. Oder noch deutlicher: Durch die symptomorientierte, unterdrückende, stets den Erreger bekämpfende Schulmedizin wird das Entstehen chronischer Krankheiten gefördert, manchmal geradezu erzwungen. Dem Erfolg auf der einen Seite (der akuten Erkrankungen) steht häufig Ratlosigkeit und therapeutischer Nihilismus auf der anderen Seite (der chronischen Erkrankungen) gegenüber. Das Reizwort par excellence in dieser Situation heißt Cortison, ein hochwirksames Medikament, das auch vom Körper selbst produziert wird, ein Hormon, mit dem man, wenn man nicht mehr weiter weiß, vor allem eines kann: Unliebsame Symptome werden unterdrückt, der Patient wird beschwichtigt, die Krankheit ist zwar nicht geheilt, aber vorerst ist ja etwas getan. Dies gilt bei Hauterkrankungen, bei rheumatischen Erkrankungen, bei chronischen entzündlichen Prozessen, bei allergischen Erkrankungen, bei Autoimmunerkrankungen, um nur einige jener Quälgeister zu nennen, die das Leben von Millionen von Menschen zur dauerhaften Qual machen. Bei allen diesen Erkrankungen spielt Cortison in der „Therapie" der Schulmedizin eine entscheidende Rolle. Dem kurzfristigen Nutzen einer vorübergehenden Besserung steht der langfristige Schaden zunehmender Gesundheitsschäden gegenüber, denn dieses Wundermittel hat gravierende Nebenwirkungen, die sich dann im Verlauf einer Erkrankung zusätzlich zu den bestehenden Störungen bemerkbar machen.

Es ist hier nicht der Ort, die Schulmedizin zu verunglimpfen und ihr ihre Erfolge streitig zu machen. Jeder homöopathische Arzt hat selbst Medizin studiert und daran anschließend in der Regel Praxiserfahrung im Krankenhaus oder in anderen Praxen gesammelt, bevor er sich in eigener Praxis niederlassen konnte. Jeder homöopathische Arzt ist dankbar für eine entwickelte Intensivmedizin, die heute die Beherrschung lebensbedrohlicher Komplikationen ermöglicht und viele Menschenleben rettet, die früher verloren gewesen wären. Die technischen Möglichkeiten im operativen Bereich, hier seien die Unfallchirurgie oder die Transplantationsmedizin genannt, bieten faszinierende therapeutische Möglichkeiten. Aber auch hier ist die Grenze in Sicht, denn dem Mehr an medizinischem Fortschritt steht in zunehmendem Maß ein Weniger an Bezahlbarkeit gegenüber, von ethischen Fragen in diesem Zusammenhang ganz zu schweigen, davon soll im letzten Kapitel ausführlicher die Rede sein.

Die Behandlung der chronischen Krankheiten ist heute schon die große Herausforderung der Medizin. Nach wie vor jedoch starrt die Medizin gebannt auf den Feind, den Erreger, anstatt sich endlich um das Hauptproblem zu kümmern, den erkrankten Menschen. Dies aber tut die Homöopathie, und aus diesem Grunde suchen immer mehr Menschen bei homöopathischen Ärzten Hilfe für ihre jahrelangen Leiden. Wären schon die ersten Anzeichen von Krankheit, die akuten Prozesse der Kindheit und des Jugendalters homöopathisch behandelt worden, wäre es in der Regel nicht zum Ausweichen der gestörten Lebenskraft in den chronischen Prozess gekommen.

So aber sehen wir in der chronischen Sprechstunde Patienten, die lange Jahre alle möglichen Behandlungen hinter sich haben, die, wie es im Medizinerjargon heißt, „therapeutisch ausgereizt" sind. Diese zynische Formel für die Bankrotterklärung eines Systems soll darüber hinwegtäuschen, dass die übliche, unterdrückende Form der Behandlung falsch war, gegen die Interessen des Patienten, der im Glauben lebt, es sei alles nur Erdenkliche für ihn getan worden. Solche Patienten mit ihren Dauerbeschwerden nehmen jahrelang Schmerz- oder Schlafmittel ein, haben Cortison und Entzündungshemmer in der Handtasche, nehmen Antiepileptika, Psychopharmaka, Hormone, Herz-Kreislauf-Mittel, sind mit anderen Worten abhängig geworden von ihren Medikamenten. Der Unterschied zur Drogenabhängigkeit ist hier nur noch graduell.

Nach dieser notwendigen Einleitung über Bedingungen und Entstehung chronischen Krankseins nun zur homöopathischen Behandlung. Ein Patient mit einer chronischen Erkrankung muss vor allem für das erste Gespräch etwas Zeit mitbringen. Anamnesen von einer Stunde und mehr sind keine Seltenheit, und oft wird bei schwierigen Fällen ein zweiter Termin erforderlich, ehe überhaupt ein Mittel verabreicht werden kann. Gerade bei chronischen Erkrankungen spielen körperliche Untersuchung und Erhebung von „objektiven" Befunden eine untergeordnete Rolle, denn die Patienten sind gewöhnlich nach allen Regeln der Kunst durchuntersucht und haben ihre Befunde dabei. Die Zeit kann also genutzt werden für das Gespräch.

Hier ist es wichtig, dass der Patient zuerst einmal möglichst ausführlich von seiner Krankheit und allen Begleiterscheinungen berichtet, und zwar möglichst in seinen eigenen Worten und nicht im Medizinerdeutsch. Dieser „Spontanbericht" des Patienten eröffnet die Anamnese. Mit wenigen Zwischenfragen wird der Arzt dann versuchen, vom Patienten weitere Informationen zu erhalten. In der Regel schließt sich daran eine gezielte Befragung an, in der sich der Arzt einen genauen Überblick über das Befinden das Patienten sozusagen von Kopf bis Fuß verschafft. Hierbei spielen lokale Befunde eine eher untergeordnete Rolle, viel wichtiger sind Einzelheiten über das „vegetative" Befinden, also welches Wetter vertragen wird und welches nicht, Reaktionen auf Wetterwechsel, Klimaänderungen bei Reisen, im Gebirge, am Meer, wie der Schlaf ist, Einzelheiten über Schweißbildung und Ausscheidungsvorgänge, jeder äußere Anlaß, der Beschwerden lindert oder verschlechtert. Besondere Aufmerksamkeit gilt auch den Besonderheiten beim Essen und Trinken bezüglich Vorlieben und Abneigungen, Unverträglichkeiten, Essensmengen, Befinden vor und nach dem Essen und bei Auslassen einer Mahlzeit etc. Diese sogenannten Allgemeinsymptome spielen zusammen mit den Modalitäten der Besserung oder Verschlechterung eine wichtige Rolle für die Arzneiwahl.

Von großer Wichtigkeit ist auch die persönliche Biographie, nicht nur betreffend früherer Erkrankungen und Familienerkrankungen, sondern auch hinsichtlich der Entwicklung von frühester Kindheit bis zur aktuellen Situation. Häufig wird der Patient gebeten, Erkundigungen bei seinen Eltern einzuholen, falls möglich, weil Daten wie Impfungen, Entwicklungsverzögerungen, langwierige Krankheiten oft nicht ausreichend erinnerlich sind. Auch die Frage nach früheren unterdrückenden Therapien ist von wesentlicher Bedeutung.

Einen großen Teil der Anamnese nimmt häufig die Klärung der psychischen Situation des Patienten ein, nicht unter der häufig abwertend gemeinten Idee, „alles ist psychisch", sondern aufgrund der Erkenntnis, dass jeder Mensch als „leib-seelische Einheit" zu verstehen ist und dass deshalb körperliche Krankheit nicht getrennt vom psychisch-emotionalen Zustand wahrgenommen werden darf. Ohnehin kommen mehr und mehr Patienten mit „seelischen" Erkrankungen in homöopathische Behandlung. Depressionen und andere psychische Störungen machen einen zunehmenden Teil der homöopathischen Behandlung aus. Solche Anamnesen sind nur dann erfolgreich, wenn zwischen Arzt und Patient ein gutes Vertrauensverhältnis besteht, und dafür sind oft mehrere längere Gespräche erforderlich. Es handelt sich bei dieser Form der Anamnese nicht um eine Psychotherapie, obwohl viel und manchmal vor allem über seelische Probleme die Rede sein wird. Diese Gespräche dienen der Klärung der spezifischen und unverwechselbaren Situation des Patienten, und nur aus dem völligen Verständnis seiner Situation heraus wird dann ein Arzt in der Lage sein, ein passendes Mittel, das Simile nämlich, zu verschreiben.

Letzten Endes wird eine solche Anamnese nur dann „erfolgreich" sein, wenn der Patient in der Lage ist, sich rückhaltlos zu öffnen und auch über intime und bedrückende Anteile Auskunft zu geben. Jeder weiß, wie schwer es fällt, über Dinge von sich selbst zu berichten, die man für negativ oder schlecht hält. Aber gerade Züge wie Eifersucht oder Neid oder andere in der Gesellschaft als „ungut" bewertete Eigenschaften machen eben einen ganzen Menschen aus mit seinen Stärken und vor allem auch seinen Schwächen. Beim Arzt wird nichts davon bewertet oder unter moralischen Kriterien beurteilt. Jeder Arzt ist selbst ein Mensch mit seinen Licht- und auch mit seinen Schattenseiten. Er ist erst dann in der Lage, den ihm gegenübersitzenden Menschen ganz zu verstehen, wenn er ihn in all seinen „guten und bösen" Anteilen verstanden hat. Ob jemand neben seinen anderen Eigenschaften auch ehrgeizig oder feige oder bösartig oder geizig ist, ist für das Gesamtbild der Symptome von viel größerer Bedeutung als ein Hautausschlag oder ein Halsschmerz.

Diese Symptome aus dem Kapitel „Geist und Gemüt" sind neben jenen, die sonderbar oder paradox anmuten, vor allem kennzeichnend für die Individualität eines Menschen. Und da homöopathische Therapie eine individuelle Therapie ist, sind eben diese die Individualität bestimmenden Symptome hauptausschlaggebend für die Wahl des richtigen Mittels.

Mit einer Diagnose dagegen hat man den pauschalen Oberbegriff für eine Krankheit, die Millionen anderer Patienten auch haben können. Für die homöopathische Therapie ist die Diagnose in der Regel nutzlos, einziges Ziel ist die Erhebung der möglichst vollständigen Gesamtheit aller Symptome und Eigenheiten eines Menschen.

Wie schon im Kapitel 5 unter „Wirkungshindernisse" geschildert, ist ein großes Problem in der homöopathischen Behandlung die gleichzeitige Einnahme von schulmedizinischen Medikamenten. Auf die nachteiligen Effekte für die Wirkung auf Homöopathika wurde schon hingewiesen. Doch sie führen auch zu Schwierigkeiten bei der Bewertung der Patientensymptome. Hierzu einige Beispiele.

Das mit am häufigsten eingenommene Medikament ist ein Hormon, und zwar ein Kontrazeptivum, bekannt als

Anti-Baby-Pille. Bei der Frage nach Medikamenteneinnahme wird die „Pille" häufig vergessen, so sehr haben sich die Patientinnen an die tägliche Einnahme gewöhnt. Nicht erst seit Bekanntwerden des erhöhten Thromboserisikos ist dieses Medikament ins Gerede gekommen, auch Fakten wie die Zunahme von Mehrlingsschwangerschaften, aber auch Unfruchtbarkeit und Periodenstörungen nach ihrem Absetzen lassen keinen Zweifel daran, dass von einem unbedenklichen Medikament keine Rede sein kann. Oft ist ein wichtiger Baustein des Gesamtbildes einer Patientin die Frage nach ihrer Menstruation, nach Blutungsstärke und Dauer, nach eventuell bestehenden Beschwerden etc. Durch die Einnahme des Hormonpräparates sind hier in der Regel die individuellen Besonderheiten eingeebnet, sollten einmal Symptome bestanden haben, so sind sie jetzt nicht mehr zu erkennen, und es ist unmöglich, zu sagen, wie die Situation ohne Pille aussähe.

Eine zweite, häufig dauerhaft eingenommene Medikamentengruppe sind die Schmerzmittel. Hier ist nun die symptomunterdrückende Wirkung dieser „Therapie" ganz offensichtlich. Was eigentlich lediglich als vorübergehende Notmaßnahme sinnvoll ist, nämlich die Linderung von Schmerzen bis zur kausalen Behandlung der Krankheit, wird hier zur Therapie selbst. Da die zugrundeliegende Ursache der Schmerzen nicht gefunden wird oder nicht kausal zu behandeln ist, erhalten die Patienten schmerzdämpfende Medikamente, unter Inkaufnahme von gravierenden Nebenwirkungen bis hin zu blutenden Magengeschwüren. Zwei Gruppen von Schmerz werden in der Regel dauerhaft mit Schmerzmitteln versorgt: Zum einen sind das Kopfschmerzen in der Form von Neuralgien oder migräneartigen Beschwerden, zum anderen sind es die zahllosen Beschwerden aus dem rheumatischen

Formenkreis. Die Migränemittel führen oft direkt in eine auch körperliche Schmerzmittelabhängigkeit, die Antirheumatika genannten Mittel haben die genannten Nebenwirkungen im Bereich der Magenschleimhaut, wirken sich aufs blutbildende System und auf das Immunsystem aus, die Liste der gemeldeten Nebenwirkungen ist schier endlos. Leber und Niere als Stoffwechsel- und Ausscheidungsorgane sind ohnehin von vielen Medikamenten unmittelbar betroffen, bei den beiden genannten Gruppen ist das nicht anders.

Zu den am häufigsten regelmäßig eingenommenen Medikamenten zählen die Schlaf- und Beruhigungsmittel. Hier gibt es eine große Anzahl von Menschen, die von diesen Medikamenten körperlich und psychisch abhängig geworden sind, also ohne die dauerhafte Einnahme in oft sehr hohen Dosen nicht mehr existieren können. Das Weglassen führt in der Regel zu schwerwiegenden körperlichen und seelischen Symptomen, ein Entzug ist oft nur schwer und unter großem Aufwand durchführbar und von den Patienten häufig auch nicht gewollt.

Zwei Gesichtspunkte sind hierbei für eine homöopathische Behandlung der zugrundeliegenden Krankheit wichtig und störend. Zum einen können homöopathische Mittel bei parallel eingenommenen pharmazeutischen Präparaten nicht oder nur ungenügend oder sehr kurz wirken. Weit schwerer aber wiegt, dass trotz sorgfältigster Befunderhebung und Anamnese das Vollbild der Erkrankung nicht gesehen werden kann. Rasches Absetzen ist oft weder möglich noch, wie im Kapitel 5 beschrieben, ratsam. Andererseits sind einige Symptome des Patienten verdeckt oder unterdrückt und damit nicht für die Mittelfindung verwertbar. Dazu haben diese Mittel selbst Effekte, die sich als Symptome niederschlagen und mit den Eigensymptomen des Patienten verwischen. Die Auffindung des richtigen homöopathischen Mittels kann hier manchmal auf schier unüberwindbare Hindernisse stoßen. Arzt und Patient müssen sich dann mit geradezu kriminalistischer Akribie auf die Suche nach der „Wahrheit" des Patienten machen. Manchmal nützt es, wenn aus der Erinnerung die Symptome aufgezeichnet werden, die vor der Einnahme der Medikamente bestanden hatten. Da aber gerade die unerfreulichen Dinge des Lebens oft vergessen, also verdrängt werden, ist hier die Fehlerquote naturgemäß sehr hoch. Wer immer also die Behandlung eines homöopathischen Arztes aufsucht, sollte wissen, dass eine möglicherweise schwierige Phase zu überwinden ist, in der, soweit möglich, die Weglassung der schlimmsten Mittel versucht werden muss unter Inkaufnahme der Verschlimmerung unterdrückter Symptome. Gerade beim Aufflackern von mit Cortison oder anderen Pharmazeutika unterdrückten Hautausschlägen nach Absetzen dieser Präparate verliert so mancher Patient die Geduld und macht lieber so weiter wie bisher, letztlich zum dauerhaften Nachteil für seine Gesundheit.

Nicht zuletzt wird der Patient, der sich der homöopathischen Behandlung einer chronischen Krankheit unterzieht, nachdrücklich und intensiv mit sich selbst konfrontiert, mit seinen Schwächen und Fehlern, seinen Lebensgewohnheiten und Kompromissen, mit denen er sich eingerichtet hat. Berufliche Probleme, familiäre Schwierigkeiten kommen ebenso zur Sprache wie Konsumgewohnheiten, Freizeitverhalten, Urlaubs- und Reiseziele. Wer allabendlich vor dem Fernsehapparat Unmengen von Zigaretten und Alkohol konsumiert und wegen der Behandlung von Folgeschäden zum Arzt geht, darf sich nicht wundern, wenn er zuerst einmal zur Änderung seiner Lebensgewohnheiten aufgefordert wird. Chronische Leistungsminderung nach durchzechten Nächten kann nur dann erfolgreich behandelt werden, wenn hier Einsicht und Kraft zur Änderung des Verhaltens aufgebracht werden. Aber selbst hierbei kann die Homöopathie zumindest unterstützend eingreifen.

Viele chronische Krankheiten sind selbst verursacht. Auch die Schulmedizin und namentlich die Krankenversicherer haben dies erkannt und versuchen, mit Aufklärungskampagnen und prophylaktischen Maßnahmen gegenzusteuern. Dass dies in einer einseitig an materiellen Werten und Konsum orientierten Gesellschaft relativ aussichtslos ist, kann nicht verwundern. Einerseits werden die Menschen durch Werbung und die Schaffung immer neuer Statussymbole zum Kauf und Verbrauch von Konsumgütern auf jede nur erdenkliche Weise angeregt, denn das Bruttosozialprodukt als wichtigste Messgröße für das Funktionieren der Gesellschaft muss wachsen. Das heißt, der Verbrauch muss gesteigert werden, auch der Verbrauch von Alkohol, von zu vielen Nahrungsmitteln, von Zigaretten, von Reisen, von Kultur, von Elektronik etc. Andrerseits wird dem Konsumenten nach diesem Verbrauch ein schlechtes Gewissen verursacht, da er durch diesen Beitrag zum allgemeinen Wohlstand seine Gesundheit schädigt und damit über die entstehenden Kosten den Wohlstand wieder verringert. Diese Situation ist unsinnig. Wie sie zu ändern ist, kann nicht der Gegenstand eines Patientenleitfadens über Homöopathie sein. Es soll dennoch der Versuch gemacht werden, zu zeigen, dass es für jeden Patienten wichtig ist und sich lohnt, darüber nachzudenken, wie er sich in diesem Widerspruch verhält und welche Konsequenzen er für sich selbst zu ziehen in der Lage ist. Mit Kügelchen kann man weder die Ozonwerte senken noch die Arbeitsplätze menschenfreundlicher machen. Man kann keine Verkehrsunfälle verhindern und die Flüsse nicht sauberer machen. Man kann mit homöopathischen Mitteln nur individuell das Beste aus der Situation jedes einzelnen Menschen machen, soweit es seine Gesundheit betrifft. Es ist längst offenbar, dass trotz bisher gestiegener Lebenserwartung der Krankenstand stetig zunimmt, die Volksgesundheit schlechter wird. Dies ist in erster Linie auf die Zunahme der chronischen Krankheiten zurückzuführen.

Zur Abrundung sei der Fall der homöopathischen Behandlung einer Patientin geschildert, die aufgrund einer jahrelang bestehenden Migräne einmal etwas anderes als Schmerzmittel versuchen wollte. Sie kam in die Akutsprechstunde um die Zeit eines Föhneinbruchs mit starken Kopfschmerzen. Diese Kopfschmerzen hätte sie schon seit ihrem zwölften Lebensjahr, seit der zweiten oder dritten Periodenblutung, manchmal während derselben, aber auch zu anderen Zeiten, bei Wetterwechseln, bei Stress, bei Angst. Wenn es sehr schlimm werde, müsse sie zu starken Schmerzmitteln greifen, sich ins Bett legen, das Zimmer verdunkeln. Sie vertrage dann kein Geräusch, öfters müsse sie auch erbrechen. Manchmal seien die Schmerzen dann am nächsten Morgen weg, aber durchaus nicht immer. Sie kam jetzt deshalb, weil sie schon seit vier Monaten unter dauernden Kopfschmerzen leide, die nie mehr ganz aufgehört hätten. Gelegentlich käme es zur massiven Verstärkung mit geradezu unerträglichen Schmerzzuständen. Sie habe in den letzten Wochen packungsweise Aspirin, Novalgin, Lonarid und ähnliche Mittel eingenommen, ohne wie früher jedoch ein vollständiges Abklingen der Schmerzen zu erreichen. Aufgrund dieser Angaben erhält die Patientin ein homöopathisches Mittel und einen Termin sechs Wochen später für eine ausführliche Fallaufnahme.

Nach sechs Wochen kommt sie relativ enttäuscht, nach der Mitteleinnahme seien die Schmerzen zwar deutlich besser geworden, aber schon eine Woche später hätte sie wieder einen leichteren Migräneanfall gehabt und jetzt mit der Periode schon wieder. Bei der ausführlichen Befragung stellt sich heraus, dass sie eine sehr gesundheitsbewusste junge Frau ist, die sich gut und regelmäßig ernährt, bei einer mäßigen Vorliebe für Süßigkeiten keine nennenswerten Auffälligkeiten zeigt. Auch im vegetativen und allgemeinen Bereich zeigen sich nicht sehr viele deutliche Symptome. Bei der Schilderung ihrer Kindheit erzählt sie, dass sie als Kind immer große Angst vor Dunkelheit gehabt habe, ihre Eltern hätten die ganze Nacht das Licht anlassen müssen, sonst wäre sie öfters schreiend und angstvoll aus dem Zimmer gerannt. Auch heute noch habe sie ziemliche Angst vor Dunkelheit. Sie würde zwar gerne schwimmen, aber immer in der Nähe des Ufers, da sie, wenn das Wasser unter ihr dunkel würde und sie den Grund nicht mehr sehen könne, panische Angst bekomme. Selbst beim Autofahren durch längere Tunnel wäre ihr nicht ganz wohl, sie sei immer froh, wenn sie auf der anderen Seite das Licht sehe, auch wenn der Tunnel beleuchtet sei. Einmal sei bei einer Zugfahrt durch den Sankt Gotthard im Zug kein Licht angewesen, da habe sie, schon erwachsen, die Augen geschlossen und die Zähne zusammengebissen und bis 1000 gezählt, so lange habe es gedauert, bis der Zug wieder aus dem Tunnel gefahren sei. Außerdem könne es geschehen, dass sie manchmal nachts mit der Angst erwache zu ersticken. Dies sei ohnehin eine Schreckensvorstellung, nämlich ersticken zu müssen, keine Luft mehr zu bekommen. Manchmal müsse sie einfach so tief durchatmen deswegen. Interessanterweise fügt sie dann noch an, dass sie dennoch helles Sonnenlicht gar nicht gut vertrage, sie könne davon Kopfschmerzen bekommen. Sie sei sehr verträglich und ruhig, aber sie erinnert sich, dass sie als Kind, wenn lange genug gereizt, sehr heftig und wild reagieren konnte.

Es wurde deutlich, dass der Kopfschmerz mit dieser tiefsitzenden Angst zu tun haben musste und durch äußere Reize, Belastungen, Wetterumschwünge oder auch hormonelle Veränderungen bei der Menstruation leicht auslösbar war. Sie erhielt Stramonium (Stechapfel) in C30. Am nächsten Tag kam sie, um sich eine Arbeitsunfähigkeitsbescheinigung zu holen, denn der Kopfschmerz hatte sich wieder einmal zur Unerträglichkeit gesteigert. Da ich sie vorsorglich auf die Möglichkeit einer Erstverschlimmerung hingewiesen hatte, war sie tapfer und ertrug die Schmerzen die nächsten zwei Tage, ohne Schmerzmittel zu nehmen. Nach einer Woche rief sie an und war zum ersten Mal seit sechs Monaten völlig beschwerdefrei. Weitere sechs Monate vergingen, ehe sie wiederkam, erneut mit Kopfschmerzen, nicht besonders stark, aber man merkte ihre Unsicherheit, ob jetzt wieder alles von vorn losginge. Sie erhielt wieder Stramonium, das ja beim ersten Mal so gut geholfen hatte, und zwar in einer recht hohen Potenz, als C200. Diesmal ging es ohne weitere Verschlimmerung nach zwei Tagen gut. Die Nachbeobachtung hat seit über einem Jahr Schmerzfreiheit ergeben. Sie hat nun seit eineinhalb Jahren keinerlei Schmerzmittel mehr genommen. Der weitere Verlauf bleibt natürlich abzuwarten, aber so viel ist festzuhalten, dass für die Patientin durch ein einziges homöopathisches Mittel, das zweimal innerhalb eineinhalb Jahren eingenommen wurde, eine deutliche Besserung ihrer Lebensqualität erzielt wurde.

An diesem Fall ist zu sehen, dass auch jahrelange Krankheiten durch homöopathische Mittel erfolgreich und dauerhaft beseitigt, also „geheilt" werden können. Für viele Patienten, die jahrelang vergeblich den Segnungen der technischen Medizin vertraut haben, gibt es in der Tat Hoffnung, dass für ihre chronische Krankheit Linderungsmöglichkeiten bestehen, ja oft sogar die Aussicht auf Heilung. Egal, wie das Problem auch heißt, der „andere" Weg sollte auf jeden Fall versucht werden, auch wenn Patienten von allen Seiten die Aussichtslosigkeit ihres „Falls" suggeriert wird. Natürlich gibt es solche

Fälle, wo auch mit Homöopathie nicht mehr viel erreicht werden kann, einige sollen gleich genannt werden. Dennoch ist in jedem einzelnen Fall zu prüfen, ob der Körper des Patienten noch eine Funktionsreserve, ob die Lebenskraft noch Möglichkeiten der Reaktion hat.

Die Homöopathie hat da ihre Grenzen, wo die Lebenskraft sich nicht mehr auswirken kann, wo auf der funktionellen Ebene nichts mehr geändert werden kann. Zerstörtes und in Vernarbung übergegangenes Gewebe kann nicht wieder aufgebaut werden. Es gibt Zustände, die irreversibel sind, und dies gilt auch für die homöopathische Behandlung. Hierzu einige Beispiele.

Eine die hochzivilisierten Industriegesellschaften geradezu kennzeichnende Gruppe von Krankheiten ist unter der Überschrift Arteriosklerose und Folgekrankheiten zusammenzufassen. Hierzu gehören die koronare Herzerkrankung ebenso wie der Schlaganfall und Erkrankungen der einzelnen Organe und Körperregionen durch den dadurch entstehenden Durchblutungsmangel. Aufgrund überschaubarer, teils genetischer, überwiegend aber zivilisationsbedingter Faktoren lagert sich in den Wänden von Blutgefäßen Calcium ab, die Wände werden starr, die Gefäße verengen sich, es kommt zur Minderdurchblutung und später zum Infarkt (= Gewebetod) des vom Gefäß versorgten Bezirks. Sollte dieser Infarkt, abhängig von seiner Lokalisation, überlebt werden, so kommt es zur Vernarbung, mit entsprechendem Funktionsausfall. Ein Teil des Herzens kontrahiert sich nicht mehr (Herzinsuffizienz oder Leistungsschwäche), ein Teil des Gehirns funktioniert nicht mehr (Lähmung etc.), ein Bein muss amputiert werden, ein Teil der Niere stellt ihre Funktion ein, ein Teil des Augenhintergrundes nimmt keine Eindrücke mehr auf etc.

Hier handelt es sich in der Regel um Endzustände von chronischen Erkrankungen, die nicht mehr grundsätzlich zu heilen sind, auch nicht mit homöopathischen Mitteln. Mit diesen kann man allerdings häufig eine Verbesserung der Funktion des restlichen intakten Gewebes und eine Verbesserung des Allgemeinzustandes und der Vitalität erreichen. Manchmal sind geradezu erstaunliche Verbesserungen möglich, aber eine Heilung solcher Zustände (als ob nichts geschehen wäre) ist ausgeschlossen.

Ähnlich verhält es sich bei angeborenen, genetischen Defekten, wo aufgrund von embryonalen oder perinatalen (um die Geburt geschehenen) Schädigungen der Frucht irreversible, also unumkehrbare Schäden bestehen. Es gibt eine Form der Zuckerkrankheit (Diabetes), die als Typ I oder „Juveniler Diabetes" bezeichnet wird, wo sich zu wenig insulinproduzierendes Gewebe in der Bauchspeicheldrüse findet. Insulin ist das Hormon, das der Organismus zur Regulierung des Zuckerhaushaltes im menschlichen und tierischen Organismus bereitstellt. Störungen der Insulinproduktion führen zu zahlreichen Folgekrankheiten, abgesehen von der eigentlichen „Zuckerkrankheit" mit Zuständen von Überzuckerung und den entsprechenden Symptomen. Die Schulmedizin ist in der Lage, dieses Hormon per Injektion von außen zuzuführen und so eine erhebliche Lebensverlängerung und -verbesserung dieser schweren und früher sehr bald tödlich verlaufenden Krankheit zu erreichen. Eine Heilung aber ist nicht möglich, auch nicht für die Homöopathie, da dieses Problem struktureller und nicht funktioneller Natur ist: Es besteht nämlich ein Mangel an jenen Inselzellen in der Bauchspeicheldrüse, die das Hormon Insulin produzieren. Es gibt aber zahlreiche Fälle, in denen die Anwendung homöopathischer Mittel die zuzuführende Insulindosis erheblich reduzieren und die Insulinwerte insgesamt deutlich stabilisieren konnte.

Als letztes Beispiel für homöopathisch schwer zu behandelnde Krankheiten sei eine weitere „Volksseuche" genannt, der Bluthochdruck, auf medizinisch Hypertonie. Dies ist eine besondere Krankheit insofern, als man sie häufig erst dann bemerkt, wenn es bereits zu spät ist. Ein hoher Blutdruck für sich allein macht oft keine oder keine sehr deutlichen Symptome. Erst wenn durch die andauernde Druckbelastung die Gefäßwände „starr" werden und deshalb Organschäden auftreten, kommt der Patient zum Arzt. Die Entdeckung dieser Krankheit im behandelbaren Stadium ist Zufall, wenn nämlich ein gesunder Mensch aus reiner Vorsicht sich ab und an den Blutdruck messen lässt, wie es von den Krankenkassen ja zunehmend empfohlen wird. Auch diese Krankheit ist einerseits ein Produkt unseres modernen Lebens, andrerseits ließe sie sich im frühen Stadium, bevor sie Beschwerden macht, durchaus erfolgreich homöopathisch behandeln. Wenn der Hochdruck erst „fixiert" ist, das heißt, die Arterienwände haben ein gewisses unumkehrbares („irreversibles") Ausmaß an Starrheit erreicht, ist es, homöopathisch gesehen, meist zu spät. In diesen Fällen bleibt nichts übrig, als eines der zahlreichen Hochdruckmittel quasi lebenslang einzunehmen.

Mit diesen Beispielen sollte klar geworden sein, dass auch die Homöopathie an Grenzen stößt. Dennoch lohnt sich gerade bei „untherapierbaren" chronischen Krankheiten ein Versuch, auch deshalb, weil man keine weiteren Nebenwirkungen und damit neue Krankheiten in Kauf nehmen muss. Und nur zu oft zeigt sich durch die homöopathische Behandlung vieler chronischer Krankheiten ein Ausweg aus einer als hoffnungslos erlebten Situation. Im Wort chronisch steckt das griechische „chronos", die Zeit, und dies ist das wichtigste Element bei der Behandlung – man muss sich und dem Medikament Zeit lassen können. Geduld ist gefragt, zugegebenermaßen in unserer schnellebigen Zeit ein unzeitgemäßes Unterfangen. Oft will eine chronische Krankheit einen Menschen auffordern, sich Zeit für sich selbst zu nehmen, über sich und sein Leben nachzudenken, um fällige Wechsel und Veränderungen zu sehen und zuzulassen. Die Homöopathie hat das „Sich-Zeit-Nehmen" verinnerlicht. Nirgends muss sich ein Mensch so viel Zeit nehmen, über sich und seine Krankheit nachzudenken, wie beim homöopathischen Arzt. Dieser „Zeitgewinn" und das passende „Simile" vermögen ein Leben neu zu definieren und zu begreifen.

Zusammenfassend sind chronische Krankheiten als wesentliche Herausforderung an die moderne Medizin zu sehen. Ihre Zunahme bedingt neue Therapiekonzepte, wie sie zum Beispiel in der Homöopathie zur Verfügung stehen. Die unterdrückenden Therapiemethoden tragen wesentlich zur Verschlechterung der Situation bei. Die homöopathische Behandlung chronischer Krankheiten ist schwierig und zeitaufwendig und verlangt von Arzt und Patient eine Menge Geduld. Letzten Endes ist aber gerade eine homöopathische Behandlung die große Chance, die längst fällige Änderung in der Lebensweise zu erreichen und durchzuhalten.

8. KAPITEL

Zeitdimensionen homöopathischer Behandlung

Die zweite und folgende Verordnung. Die Konstitution in der Homöopathie

Hier soll nun zusammenfassend dargelegt werden, was in den betreffenden Kapiteln schon hier und da angesprochen wurde. Für viele Patienten erscheint es wichtig, zu wissen, in welcher Zeit sie bei einer homöopathischen Behandlung mit dem erwünschten Erfolg, der Heilung zu rechnen haben. Auch hier muss zwischen akuten und chronischen Krankheiten unterschieden werden.

Für die Behandlung akuter unkomplizierter Erkrankungen kann man als Faustregel davon ausgehen, dass bei gut „sitzendem" Mittel für den Heilverlauf ab Mitteleinnahme etwa die gleiche Zeit einzurechnen ist, die seit dem Erkrankungsbeginn verstrichen ist. Ein Infekt, der seit zwei Tagen besteht, sollte nach zwei bis drei Tagen deutlich gebessert sein, ein Husten von der Dauer einer Woche sollte nach längstens fünf bis sieben Tagen keine Beschwerden mehr verursachen, eine akute Blasenentzündung, die seit drei bis vier Tagen besteht, sollte nach eben dieser Zeit abgeheilt sein. Dabei sind kürzere Verläufe nicht ungewöhnlich, wie bei einigen oben geschilderten Fällen zu sehen war. Sollte sich nach dieser Zeit nicht eine weitgehende bis vollständige Besserung eingestellt haben, so hat das Mittel nicht ganz gestimmt, das heißt, es war nicht ähnlich genug gewählt. Sollte nach dieser Zeit alles unverändert oder gar schlechter sein, so war das Mittel völlig falsch, und es muss der ganze Fall neu überdacht werden. Sollten in dieser Zeit gar völlig neue Krankheitssymptome aufgetaucht sein, muss der Fall völlig neu aufgerollt werden, die Gesamtheit der Symptome muss noch einmal erarbeitet werden.

Gerade im letzten Fall hat man es mit dem häufigen Phänomen zu tun, dass die akuten Erscheinungen verschiedene Manifestationen einer größeren zugrundeliegenden Störung sind, verschiedene Ausprägungen einer chronischen Erkrankung. Diese müssen in einem ausführlichen Termin nach den Regeln der Fallaufnahme bei chronischen Erkrankungen behandelt werden. In diesen Fällen wird auch bei korrekter Verschreibung aufgrund der akuten Symptome keine durchgreifende Heilung zu erwarten sein, dafür muss dann ein sogenanntes „Konstitutionsmittel" gefunden werden. Dazu mehr im zweiten Teil des Kapitels.

Bei chronischen Erkrankungen ist der Zeitbedarf von vornherein größer. Nach Verabreichen des Mittels mit eventuell nachfolgender Erstreaktion und dann erst allmählich einsetzender Besserung ist es günstig, vier bis fünf Wochen zu warten, ehe der Verlauf beurteilt werden kann. Da es zu den Grundregeln homöopathischen Verschreibens gehört, bei bestehender Besserung nicht zu verordnen, kann bis zur zweiten Verordnung aber noch weitaus mehr Zeit verstreichen, wobei dies häufig von der Höhe der verabreichten Potenz abhängt. Nach einer C30 sollte man bei gutem Verlauf keinesfalls vor drei bis vier Wochen die Verordnung wiederholen oder gar ein neues Mittel verabreichen. Bei C200 und gar noch höheren Potenzen (C1000, C10000 etc.) kann es bei gutem Verlauf zwischen drei bis sechs Monaten dauern, ehe eine weitere Gabe vonnöten ist. Hier ist es besser, sich nicht schablonenhaft an feste Fristen zu halten, sondern gewissenhaft den Verlauf der Heilung zu beobachten. Häufig spüren die Patienten sehr genau, wann die gute Wirkung des Mittels nachlässt.

Dann erst wird der gewissenhafte homöopathische Arzt mit einer neuen Gabe reagieren. Die Migränepatientin (siehe vorheriges Kapitel), die mit Stramonium eine so nachhaltige Besserung ihrer Beschwerden verzeichnete, hatte nach der anfänglichen Erstverschlimmerung ein halbes Jahr lang keine weiteren Migräneanfälle. Erst dann stellten sich wieder Kopfschmerzen ein, leichter zwar als vorher. Aber auch die leichte Verschlechterung ihres Allgemeinbefindens hinsichtlich ihrer Dunkelheitsängste ließ deutlich erkennen, dass jetzt der Zeitpunkt gekommen war, ihr nochmals dieses Mittel zu verabreichen, wenngleich in einer noch höheren Potenzierung, um die Wirkung noch tiefer und dauerhafter zu machen. Von niedrigen Potenzen abgesehen, ist eine Wiederholung in der gleichen Potenz eher die Ausnahme als die Regel. Es ist dies die Erfahrung vieler homöopathischer Ärzte, dass eine Wiederholung der gleichen Potenz auch nach guter Wirkung beim zweiten Mal nicht mehr den gleich guten Effekt hat, häufig eher eine leichte Stagnation oder gar Verschlechterung bringt. Es ist offensichtlich so, dass eine andere, meist stärkere Dynamisierung nötig ist, um die erneute Reaktion der Lebenskraft zu erzielen. Für dieses oft beobachtete Phänomen gibt es keine wissenschaftliche Erklärung, es ist rein aus der Erfahrung gewonnen.

Hier stoßen wir auf ein weiteres wichtiges Phänomen im Verlauf der Behandlung chronischer Krankheiten. Häufig tauchen nach anfänglicher Besserung im Verlauf einiger Wochen oder Monate plötzlich völlig neue Symptome auf, die den Patienten natürlich sehr beunruhigen. Eine gezielte Befragung fördert nicht selten zutage, dass der Patient früher schon einmal an solchen Symptomen zu leiden hatte, diese Krankheit dann aber überwunden glaubte. Durch diesen scheinbaren Rückfall entsteht natürlich eine große Verunsicherung. Doch auch dies ist eigentlich als günstiges Zeichen zu werten.

Hierzu noch einmal eine kurze Fallschilderung. Ein knapp sechzigjähriger Patient kam in die Akutsprechstunde mit einer akut aufgetretenen äußerst schmerzhaften Gürtelrose der linken Halsseite von beträchtlicher Ausdehnung. Die homöopathische Behandlung mit Rhus toxikodendron (Giftsumach) und später Sulfur (Schwefel) in niedrigen bis mittleren Potenzen brachte die Hauterscheinungen innerhalb von knapp zehn Tagen weitgehend zum Verschwinden, die Schmerzen besserten sich beträchtlich, es blieb aber ein Restzustand bestehen mit relativ deutlichen „Modalitäten" (Bedingungen von Verbesserung bzw. Verschlechterung, siehe Kapitel 3). Diese wurden in einem längeren Termin wie folgt ausgearbeitet: Deutliche Verschlechterung morgens nach dem Erwachen. Deutliche Verschlechterung in der Hitze, überhaupt fühlte sich der Patient in der Hitze sichtlich unwohl, es war gerade Sommer. Dazu konnte er auf der betroffenen linken Seite gar nicht liegen, einerseits, weil die Schmerzen stärker wurden, andrerseits, weil er dann glaubte, seinen Herzschlag deutlicher zu verspüren und deshalb nicht schlafen zu können. Er erhielt Lachesis (Gift der Buschmeisterschlange) zuerst in LM 6 (siehe im Kapitel 5 „Potenzen"), bei ausbleibender Wirkung in C200. Daraufhin flammte der fast abgeheilte Hautausschlag noch einmal für einen Tag auf, während gleichzeitig die Schmerzen deutlich besser wurden. Nach ein paar Tagen erfolgte dann die telefonische Rückmeldung, dass es zu 80 Prozent besser gehe, der Rest werde wohl auch noch verschwinden. Ich bat ihn, in vier Wochen wiederzukommen, wenn bis dahin nichts Besonderes passieren sollte. Aber es passierte. Nach zwei Wochen kam er in die Akutsprechstunde und zeigte mir mit vorwurfsvollem Gesicht seinen Hals, seine Arme, seinen Bauch. Es war ein juckender, leicht nässender, deutlich zerkratzter Hautausschlag aufgetreten, am schlimmsten in den Ellenbeugen, ein Ekzem, wie es bei Allergien oder auch bei der Neurodermitis, einer chronischen Hauterkrankung, zu sehen ist. Er konnte sich dies nicht erklären, und erst auf insistierendes Fragen vermochte er sich zu erinnern, dass er als Kind bis zum Ende seiner Berufsausbildung (er war Elektrikermeister) an einer solchen Hauterkrankung gelitten habe, die man rückblickend wohl als Neurodermitis einstufen konnte. Er erinnerte sich an keine Diagnose, es war zu lange vergessen. Für Verschickungen an die Nordsee hatte damals das Geld gefehlt, und so waren alle möglichen Salben angewandt worden, ohne dass sich eine große Wirkung gezeigt hatte. Mit dem Ende seiner Ausbildung und dem Erreichen der Selbstständigkeit wurde das Ekzem immer schwächer und war eines Tages ohne genaue Angabe eines Zeitpunkts verschwunden. Das Ekzem sei damals allerdings größer gewesen, habe vor allem auch gelegentlich auf die Hände übergegriffen und auch im Gesicht habe er „die Seuche" gehabt, wie er sich ausdrückte. Man kann sich seine Betroffenheit vorstellen, als ich ihm eröffnete, dass durch die homöopathische Behandlung möglicherweise diese alte Krankheit, die damals nicht behandelt werden konnte, noch einmal für eine gewisse Zeit auftreten könne, dann aber wohl wieder verschwinden werde, wenn nicht von selbst, dann gewiss durch ein entsprechendes homöopathisches Mittel. So eines wollte er nun gleich mitnehmen, und er schied mit skeptischen Blicken, als ihm dies vorerst verweigert wurde. Nach einer Woche hatte sich nicht viel getan, nach einer zweiten Woche auch nicht, Arzt und Patient wurden etwas unruhig, und als nach zwei weiteren Wochen eher eine leichte Verschlechterung, vor allem bei Warmwerden und Schwitzen auftrat, wurde noch einmal Lachesis verordnet, aber diesmal in einer sehr niedrigen Potenz, D6, je eine Tablette morgens und abends für wenige Tage. Die Erleichterung war groß, als schon nach wenigen Tagen eine merkbare

Besserung einsetzte, die sich nun aber über einige Wochen bis zum gänzlichen Abheilen hinzog. Er bekam dann noch einmal eine Halsentzündung, die nur einige Tage dauerte und nicht extra behandelt wurde (Gurgeln mit Salzlösung ausgenommen), und dann war der Spuk vorbei. Von der Gürtelrose war längst nichts mehr zu sehen.

Dies ist, wie gesagt, ein häufig zu beobachtendes Phänomen. Eine Erkrankung ist in homöopathischer Sicht nichts anderes als der Ausdruck der „Verstimmung der Lebenskraft" eines Menschen, und diese verstimmte Lebenskraft macht sozusagen durch die Produktion von Krankheitszeichen auf sich aufmerksam. Und wenn dann auf diese Krankheitszeichen nicht richtig reagiert wird, lässt sich der Organismus neue, andere Krankheitszeichen einfallen, die an Stelle der ersten auftreten oder zu diesen hinzukommen. Gerade ältere Menschen haben oft eine lange Geschichte verschiedener Krankheiten hinter sich, die alle als Ausdruck derselben „Verstimmtheit der Lebenskraft" verstanden werden können. Ehe diese nicht „gestimmt" ist, ehe nicht eine grundsätzliche Heilung auf allen Ebenen eingetreten ist, kann man kein Ende der Krankheit erwarten. In manchen Fällen muss Schicht für Schicht von Krankheiten behandelt und abgetragen werden, ehe man eine vollständige Besserung erzielt. Dies ist dann ein Prozess, der sich über Jahre hinziehen kann. Das einzige Indiz, dass man sich auf dem richtigen Weg befindet, ist die grundsätzliche Besserung des Allgemeinbefindens; trotz immer wieder neu auftauchender Symptome muss sich der Patient insgesamt wohler fühlen, sonst stimmt die Richtung nicht.

Die Behandlung chronischer Krankheiten auf dieser Ebene ist anspruchsvoll und für Arzt und Patient langwierig und oft strapaziös. Je früher die homöopathische Behandlung einsetzt, um so weniger müssen solche Verläufe in Kauf genommen werden. Und bei der Behandlung angeborener Fehler oder irreparabler Schäden als Extremfall der Chronizität müssen Kompromisse in Kauf genommen werden. In diesen Fällen geht es darum, aus der gegebenen Situation das Beste zu machen, und auch hier kann die Homöopathie wertvolle Dienste leisten. Die Behandlung behinderter Kinder beispielsweise zeitigt oft erstaunliche Entwicklungsschübe, ohne dass sich an der Grundtatsache der geistigen oder körperlichen Behinderung etwas ändert. Wenn aber ein bis dato völlig hilfloses Menschenwesen auf einmal selbst den Löffel in die Hand nimmt oder gar lernt, sich die Schuhe selbst zu schnüren, ist für die Entwicklung dieser Menschen oft ein wunderbarer Weg eingeleitet, der auch deren Leben ein gut Teil lebenswerter macht. Hier aber sind vom Schicksal gezogene Grenzen angesprochen, die von der Medizin respektiert werden müssen.

Es sei also festgehalten, dass homöopathische Behandlung im akuten Fall innerhalb von Stunden bis wenigen Tagen, im chronischen Fall aber über Wochen bis Jahre zum Erfolg führen kann. Hierbei ist der konstitutionelle Hintergrund eines Menschen ein wesentlicher Faktor. Der Begriff der Konstitution zur Beurteilung der Gesamterfassung der Befindlichkeit eines Menschen hat sich einerseits in der Homöopathie als sehr hilfreich erwiesen, führt aber andrerseits zu einigen Missverständnissen. Deshalb hier zuerst eine Definition.

Die Wortbedeutung von Konstitution ist Anordnung, Zusammensetzung. Damit kann die Anordnung von Atomen im Molekül gemeint sein, die Verfassung eines Staates oder die Körperbeschaffenheit eines Menschen. Im letzten Fall ist damit die Summe der anatomischen und physiologischen Eigenschaften des einzelnen Organismus gemeint. In Fällen ausgeprägter Besonderheiten wird sie auch mit dem Wort Habitus beschrieben. Verbreitet ist die Einteilung der Konstitutionstypen nach Ernst Kretschmer in Astheniker, athletische Typen und Pykniker. Nach Aristoteles gibt es vier grundsätzliche Temperamente, nämlich den Choleriker, den Melancholiker, den Phlegmatiker, den Sanguiniker. Andere Einteilungen nach Empedokles oder Hippokrates ordnen die Konstitution den vier Elementen oder auch den Körpersäften zu. Letzten Endes kann man die Konstitution nach verschiedenen Merkmalen ordnen oder die Merkmale kombinieren. Wie auch immer, mit dem Begriff der Konstitution wird versucht, eine Ordnung in die Vielzahl individueller Ausprägungen des Menschseins zu bringen. Dies hat Vor- und Nachteile. Dem offensichtlichen Vorteil des Zugewinns von Information und Entscheidungskriterien steht die Gefahr einer schematischen Einteilung und damit Einbußen bei der Individualisierung gegenüber. Dazu später mehr.

Hier soll zuerst gezeigt werden, wie eine Verbindung hergestellt werden kann zwischen Konstitutionstypus und homöopathischer Arznei. Vorausgeschickt werden muss allerdings, dass einigen wenigen bekannten Konstitutionstypen sehr viele homöopathische Mittel, die „konstitutionell" wirksam sein können, gegenüberstehen, sodass eine solche Zuordnung mit gebührender Vorsicht zu bewerten ist.

Der Choleriker beispielsweise sei heißblütig, aufbrausend, häufig untersetzt mit eher dunklem Teint (usw.). Aus der Erfahrung von Arzneimittelprüfungen und homöopathischer Behandlung ist bekannt, dass diese Kriterien beispielsweise von Patienten erfüllt werden, die gut auf Aurum (Gold) reagiert haben. Aber auch Nux vomica (Brechnuss) ist ein Mittel, das besonders gut bei Menschen mit den genannten cholerischen Eigenschaften wirkt. Sanguiniker dagegen, diese lebensfrohen, schlanken, nach außen gewandten Menschen, die leicht zu begeistern und ebenso leicht zu ermüden sind, finden ihre Entsprechung in Phosphor und phosphorhaltigen Verbindungen. Der kontrollierte, häufig traurige, pflichtbewusste und alles unter Kontrolle wünschende Melancholiker erinnert eher an das homöopathische Medikament Arsen, während der weiche, eher verfrorene, jeder Bewegung abholde und darum leicht Fett ansetzende Phlegmatiker der Inbegriff des Mittels Calcium carbonicum (Austernschale) scheint, auch Pulsatilla (Küchenschelle) kann hier angeführt werden.

Auf diese Weise lassen sich aus der Erfahrung homöopathische Mittel konstitutionellen Merkmalen zuordnen, wobei die Homöopathie insofern einen Schritt weitergeht als die konventionellen Typenlehren, dass sie quasi für jedes Mittel seinen eigenen Konstitutionstyp definiert. So spricht man beispielsweise von einer phosphorischen Konstitution, einem sulfurischen Menschen, dem Habitus einer Calcium-carbonicum-Persönlichkeit usw., wenn die Arzneikenntnisse über ein Mittel für solche Zuordnungen ausreichen. Und dadurch wird in der Tat das Spektrum der verfügbaren Auswahlkriterien erheblich erweitert. Nicht nur krankhafte Zustände dienen zur Mittelfindung, auch körperliche Merkmale, die unabhängig von Krankheit oder Gesundheit bestehen, werden mit einbezogen. Um es aber nochmals ganz deutlich zu sagen: Konstitutionelle Merkmale haben nicht die Qualität eines Symptoms, einer Befindensstörung. Sie sind Hilfsmerkmale für die Erleichterung der Mittelwahl. Andrerseits weiß man, dass gewisse Konstitutionstypen zu gewissen Krankheiten neigen. So hat der phlegmatische Typus, der so gut von Mitteln wie Calcium carbonicum oder Silicea repräsentiert wird, die Tendenz zu chronischen Erkrankungen des Lymphapparates, die vor allem im Bereich der oberen Luftwege zu Zuständen wie chronischen Mandelentzündungen, dicken Lymphknotenpaketen am äußeren Hals, Ohrenentzündungen, Dauerschnupfen usw. führen können. Solche Erkenntnisse sind natürlich für die homöopathische Behandlung von großem Interesse, da sie weiter zur Differenzierung zwischen Mitteln beitragen können.

Der Begriff des Konstitutionsmittels hat zu manchem Missverständnis geführt. Die Konstitution an sich ist weder gut noch böse, weder krank noch gesund, und weder kann noch soll sie geändert werden. Niemand hätte die Hybris, aus einem leicht erschöpfbaren Sanguiniker einen Choleriker machen zu wollen. Konstitution ist die Summe der Bedingungen und Eigenschaften, mit denen wir geboren wurden. Vielmehr liefert die Bestimmung der Konstitution Hinweise auf Arzneien, die möglicherweise bei Erkrankungen dieses oder jenes Konstitutionstypus besonders berücksichtigt werden müssen. Ein Mittel sollte nach Möglichkeit gut zu einer bestimmten Konstitution passen, keinesfalls aber diese heilen, denn eine Konstitution kann man nicht heilen (sie ist eine Gegebenheit wie die Stimme oder die Linien der Fingerbeere), wohl aber beeinflussen. Andrerseits gibt es gewisse konstitutionsspezifische Schwächen, die sich in bestimmten Krankheiten äußern. Und dies ist der Homöopathie zugänglich. Auch im Bereich der Schulmedizin wird sich auf diesem Gebiet in absehbarer Zeit einiges tun. Dabei geht es aber vor allem um die Manipulation des genetischen Materials (Stichwort Gentechnik) und somit tatsächlich um die „Verbesserung" vererbter, konstitutioneller Eigenschaften. Der Leser möge sich selbst ausmalen, was hier an „Segnungen" auf uns zukommt. Es scheint allerdings, als ob die Entwicklung in Richtung Retortenmensch derzeit nicht aufzuhalten wäre.

Zu den Überlegungen über die Konstitution (und die sogenannten Konstitutionsmittel) sei ein Fall geschildert. Ein knapp dreißigjähriger Mann kommt mit wechselnden Beschwerden hin und wieder in die Sprechstunde, die stets mit dem passenden Akutmittel komplikationslos abklingen. Er macht sich selbstständig als EDV-Fachmann. Einige Monate darauf kommt er in die Akutsprechstunde und klagt über einen immer wieder auftretenden, teils drückenden, teils brennenden Schmerz knapp oberhalb der Magengrube hinter dem Brustbein. Er beugt sich über den Schreibtisch, nimmt meine Hand und rammt sie sich auf die bezeichnete Stelle seines Körpers, verdreht die Augen und stöhnt. Er hat Angst, das könnte Krebs sein oder ein Geschwür, fürchtet dadurch auch gleich den finanziellen Ruin für sein jüngst gegründetes Unternehmen. Er verlangt mit Angst in der Stimme und im Gesicht eine fachärztliche Untersuchung zur Abklärung dieser Beschwerden und ist sogar bereit, „einen Schlauch zu schlucken" (Endoskopie) und ähnliche heroische Prozeduren über sich ergehen zu lassen, vor denen er andrerseits eine Heidenangst hat. Mit den entsprechenden Überweisungen ausgestattet, verlässt er hektisch das Sprechzimmer. Ich konnte gar nicht richtig aktiv werden, nur reagieren. Dafür mache ich mir nach seinem Überfall meine Gedanken über ihn. Er war immer einer der erfreulichen Patienten, sehr freundlich, interessiert, wach. Er hatte große, glänzende Augen in einem schmalen Gesicht, war überhaupt eher untergewichtig und ziemlich groß mit einer leichten Trichterbrust. Wenn er in die Sprechstunde kam, erkundigte er sich besorgt nach meinem Befinden. Er setzte sich dann entweder auf die Vorderkante des Stuhls, oder er zog diesen ganz nah an den zwischen uns plazierten Schreibtisch, sodass ich ebenso wie die Schreibtischunterlage von einem warmen Regen seiner feuchten Aussprache berieselt wurde.

Und das Eigenartigste war, dass es mir nichts ausmachte, denn dieser Mensch war so andauernd freundlich und zuvorkommend, dass immer eine harmonische Atmosphäre im Zimmer war, sobald er die Tür öffnete. Er hatte es immer eilig, litt immer unter schwer zu beschreibenden Bagatellen und hatte eine entsetzliche Furcht vor allen möglichen Krankheiten. Überhaupt war Furcht ein Dauerthema in seinen Beschreibungen. Furcht vor Krankheit, Furcht vor finanziellem Ruin, vor Dunkelheit, Einbrechern, Gewitter – leuchtenden Auges berichtete er von seinen Ängsten. Eine Hautverfärbung von 3 Millimetern Durchmesser ließ ihn ein Wochenende lang schlaflos, weil er sicher war, an einem bösartigen Hautkrebs erkrankt zu sein. Kurzum, dachte ich mir, ein Sanguiniker, wie er im Buche steht, schlank (leptosom), nervös, anteilnehmend, furchtsam, fröhlich, offen. Bei der letzten Behandlung hatte er mich wie seinen engsten persönlichen Freund angesprochen, danach hörte ich mehrere Monate nichts von ihm, da ihm nichts fehlte. Hier waren so viele sanguinische Merkmale vorhanden, dass ich mich für das sanguinische Mittel schlechthin entschied, für Phosphor, bestätigt durch seine zahlreichen Ängste, die für Phosphor typisch sind. Es geschah nichts. Ich erhielt in kurzer Folge drei aufgeregte Besuche, ohne dass irgendein Anzeichen von Besserung auftrat. Dann kam der Befund des Internisten: nichts, kein Befund. Niederschmetternd. Ein zweiter Internist wurde konsultiert, wieder nichts. Der Patient war nun sicher, er sei ein besonders schwieriger Fall, nur eine wahrhaftige Koryphäe konnte sein Leiden erkennen und mit einer Diagnose versehen. Die in loser Folge eintreffenden Befunde besagten dasselbe: nichts.

Ich raffte mich auf und bot dem freundlichen Plagegeist einen ausführlichen Termin an. Ich erfuhr, dass seine Ängste unvermindert andauerten. Dass er vor allem nachts von Unruhe geplagt sei und sehr schlecht schlafe und dass er öfters aufstehen und umhergehen müsse. Dass der Schmerz hinter dem Brustbein immer noch da sei, brennend zumeist, und dass er dauernd das Bedürfnis habe, zu trinken, einen dauernden Durst, als ob er damit das Brennen beseitigen könne. Überall habe er sein Mineralwasser stehen und sei den ganzen Tag am Nippen, schluckweise. Das Brennen ließe dann nach, käme aber nach einigen Minuten wieder und dann würde es auf ein paar Schlucke wieder besser. Er erhielt Arsen in C30, rief zwei Tage später an und war der glücklichste Mensch der Welt.

Als das Brennen ein halbes Jahr später wieder auftrat, erhielt er wieder Arsen, und seitdem war von diesem Problem keine Rede mehr. Als er an einem Novembervormittag nach anstrengender Arbeit draußen zu rasch abkühlte, erkrankte er an einer Bronchitis. Da Arsen nun gar nichts half, bekam er Phosphor, sein eigentliches „Konstitutionsmittel". Seitdem kommt er nur noch in Begleitung seiner beiden Kinder, er ist seit über zwei Jahren nicht mehr erkrankt, davor war er einer meiner treuesten Besucher. Er lehnt sich immer noch über den Schreibtisch, wenn er mit mir spricht, seine Aussprache ist unverändert feucht und sein Betragen angenehm, er erkundigt sich stets besorgt nach meinem Befinden, ehe er die Zahnungsbeschwerden einer seiner Töchter wortreich schildert – kurz, seine Konstitution ist die gleiche geblieben. Sein „Konstitutionsmittel" hat seine Tendenz, bei jeder kleinen Belastung krank zu werden, durchbrochen. Dennoch war der einseitige Blick auf die Konstitution in jener Situation zu schematisch, und erst die Berücksichtigung der Symptome in ihrer Gesamtheit verhalf ihm zur „Heilung" von seiner Krankheit, die zwar objektiv nicht sehr schwerwiegend, für ihn aber nahezu existenzbedrohend war. Letzten Endes ist der Blick auf die Gesamtheit aller Patientensymptome ungleich wichtiger als die Verwendung typisierender und schematisierender Begriffe.

An diesem Beispiel sollte klar geworden sein, welche Chance im Begriff des Konstitutionsmittels verborgen ist, und welche Scheuklappen man sich aufsetzen kann, wenn man ihn dogmatisch anwendet. Vom Mittel Pulsatilla ist beispielsweise bekannt, dass weibliche Personen, vor allem wenn sie blond, blauäugig, eher feminin-rundlich, trostbedürftig und leicht zu Tränen gerührt sind, sehr gut auf diese Arznei reagieren. Ich behandelte sowohl Männer in wahrer Siegfriedsgestalt als auch Südländerinnen ohne einen Hauch von Blond oder Blau, die aus gegebenem Anlass Pulsatilla benötigten, obwohl der „Konstitutionstyp" nicht passte. Ein gutes Konstitutionsmittel kann der Anfang vom Ende einer langen Leidensgeschichte sein, aber man darf dieses Hilfsmittel, wie so viele andere, nicht als Dogma missbrauchen, erst recht nicht in der Homöopathie, die ja das Individuelle in den Mittelpunkt des Interesses stellt. Immer häufiger kommen Patienten in die Sprechstunde homöopathischer Ärzte und wollen, dass man ihr „Konstitutionsmittel" erarbeitet und verschreibt. Aus dem Gesagten sollte klar geworden sein, dass Typisierung und andere Anwendung von Schemata unhomöopathisch sind. Dazuhin kann und soll das innerste Wesen eines Menschen, das „Ich", oder wie immer man dies umschreibt, nicht Gegenstand von Heilungsversuchen sein, es kann in seinen Ausprägungen allenfalls günstig beeinflusst werden. Für die Homöopathie mit ihrem großen Arzneischatz ist der Begriff der Konstitution eigentlich zu eng. Dennoch beansprucht er großen Raum in der Auseinandersetzung um und mit Homöopathie, und deshalb musste auch in diesem Buch ausführlich darauf eingegangen werden.

Zusammenfassend bleibt festzuhalten, dass die zeitlichen Dimensionen homöopathischer Behandlung nach der Art der Erkrankung abgeschätzt werden müssen. Akute und chronische Prozesse haben völlig unterschiedliche Verläufe. Bei der Behandlung chronischer Krankheiten muss mit dem Wiederauftreten alter Krankheitssymptome gerechnet werden. Konstitutionsmittel sind homöopathische Mittel, die unter Berücksichtigung der besonderen konstitutionellen Merkmale eines Patienten verschrieben werden. Dies kann die Mittelfindung sehr erleichtern, aber die Konstitution als solche soll und kann homöopathisch zwar beeinflusst, nicht aber geändert werden.

9. KAPITEL

Homöopathie und andere Therapieformen

Sinnvolle Ergänzungen. Was muss, was kann, was darf auf keinen Fall abgesetzt werden? Impfungen. Eigenbluttherapie. Bachblüten. Akupunktur. Komplexmittel. Pflanzliche Mittel und Tees. Fasten. Reisen. Psychotherapie

Die Homöopathie hat keinen Alleinvertretungsanspruch. Es ist nicht nur erlaubt, sondern häufig sinnvoll, manchmal unumgänglich, sie mit anderen Therapieformen gleichzeitig oder nacheinander einzusetzen. Da es mittlerweile abseits der Schulmedizin eine unübersehbare Fülle an sogenannten „alternativen" Behandlungsformen gibt, sollen hier einige dieser Therapien kurz angesprochen werden. Zunächst aber muss noch einmal auf das Verhalten gegenüber gleichzeitiger schulmedizinischer Therapie eingegangen werden, da hier Fehler mit dem größten Risiko für den Patienten behaftet sind.

Grundsätzlich soll jede Dauereinnahme von Medikamenten, egal ob pharmazeutisch oder „grün" oder auch homöopathisch, auf ihre Zweckmäßigkeit überprüft werden. Im Zeitalter des Konsums ist es manchem zur lieben Gewohnheit geworden, auch Gesundheit zu „konsumieren", häufig mit Erreichen des Gegenteils, nämlich Krankheit in Form von Nebenwirkungen. Viele Mittel können abgesetzt werden, dies muss aber in Abstimmung mit dem Arzt geschehen.

Es gibt viele Pharmazeutika, die nicht ohne Gefahr für die Gesundheit abgesetzt werden können. Ein Beispiel hierfür sind Antidiabetika oder Insulin bei der Blutzuckerkrankheit. Eigenmächtiges Absetzen kann hier lebensbedrohliche Folgen haben. Im Fall einer homöopathischen

Behandlung muss die antidiabetische Therapie in der Regel beibehalten werden, nur der Arzt kann über diesbezügliche Änderungen entscheiden. Auch bei der Behandlung des Bluthochdrucks, der koronaren Herzkrankheit (Arteriosklerose), der Herzleistungsschwäche (Herzinsuffizienz) und einiger weiterer Krankheiten, die hier nicht einzeln aufgeführt werden sollen, ist nötigenfalls eine Weiterführung der bestehenden Therapie in Kauf zu nehmen. Als feste Regel kann hier nur die Rücksprache mit dem homöopathischen Arzt genannt werden. Wenn dieser nicht mit dem Hausarzt identisch ist, muss zwischen beiden die Abstimmung erfolgen, im Interesse des Patienten.

Notwendige chirurgische Eingriffe werden selbstverständlich durchgeführt. Hier kann eine zusätzliche homöopathische Vor- und Nachbehandlung aber wertvolle Dienste leisten, was die Operationsfolgen, Schmerzen und Narkosefolgen betrifft.

Ein weiterer wichtiger Punkt sind Schutzimpfungen, und hier stehen wir vor einem eher heiklen Punkt. Denn so wichtig und sinnvoll manche Impfungen auch sind, so sehr gilt andrerseits, dass heute entschieden zu viel geimpft wird. Das Impfen wird in großem Umfang propagiert, über die Nebenwirkungen und Folgen der Impfungen wird geschwiegen, und zwar aus gutem Grunde. Ein sehr lesenswertes Buch zu diesem Thema ist „Der Schuss ins Dunkle" des amerikanischen Autors Harris Coulter. Darin findet sich unter anderem beschrieben, welche Daten zu Impffolgen existieren und offiziell verharmlost oder verheimlicht werden, um die Bevölkerung impffreudig zu halten. Aus homöopathischer Sicht ist zum Impfen Folgendes zu bemerken:

Einige Impfungen sind sehr wichtig und haben auch den Vorteil einer relativ geringen Komplikationsrate. Zu diesen gehören die Impfungen gegen Wundstarrkrampf (Tetanus) und Kinderlähmung (Polio). Im Kindesalter ist auch die Diphtherie-Impfung angebracht, da es sich hierbei um eine lebensbedrohliche Erkrankung handelt. Dazu werden den Eltern häufig noch weitere Impfungen gegen Kinderkrankheiten wie Mumps, Masern, Röteln und so weiter empfohlen. Diese Impfungen kann man jedoch nicht vorbehaltlos gutheißen, da bisher nicht nachgewiesen werden konnte, dass das Risiko eines Impfschadens geringer ist als das Risiko eines schweren Verlaufs oder von Komplikationen der Erkrankung. Ohnehin ist zu bedenken, dass Kinderkrankheiten für ein gesundes Kind in der Regel einen Entwicklungsschub nach sich ziehen. Diese Möglichkeit der Reifung nicht nur des Immunsystems, sondern des ganzen Menschen wird durch die Impfung genommen. Es wäre wahrscheinlich besser, diese letztgenannten Impfungen auf Risikokinder zu beschränken, also Kinder, die durch andere Krankheiten und Faktoren geschwächt sind und möglicherweise durch die Infektion gefährdet wären. Es gibt noch eine Reihe weiterer Impfungen, auch für das Erwachsenenalter (Tropenreisen). Auch für diese gilt, dass sie nicht die Regel, sondern die Ausnahme für bestimmte Risiken sein sollten. Eine besondere Risikogruppe stellen Kinder mit chronischen Erkrankungen, vor allem aus dem allergischen Formenkreis dar. Gerade bei solchen Kindern kann Impfen drastische Verschlechterungen und Komplikationen nach sich ziehen. Auf einer gründlichen Untersuchung seitens des impfenden Arztes ist auf jeden Fall zu bestehen, auch wenn früher vertragene Impfungen jetzt wiederholt werden sollen. Es kann sich nämlich in der Zwischenzeit eine chronische Erkrankung entwickelt haben, die eine Impfung zum unkalkulierbaren Risiko macht.

Impffolgen sind der homöopathischen Behandlung zugänglich, häufig mit sehr guten Ergebnissen. Eine notwendige Impfung braucht auch nicht die Unterbrechung einer bestehenden homöopathischen Behandlung zu bedeuten.

Sollte danach aber ein Rückfall oder eine Verschlechterung eintreten, so ist mit der dann bestehenden Symptomgesamtheit das entsprechende homöopathische Mittel zu suchen.

Neben diesen eher störenden oder konkurrierenden, manchmal aber unverzichtbaren Maßnahmen seitens der Schulmedizin gibt es eine ganze Reihe sinnvoller Ergänzungen, von denen einige hier angeführt werden sollen. In erster Linie kommen physikalisch-therapeutische Maßnahmen in Frage, die häufig in Form von Massagen, Physiotherapie, Klimatherapie, Bäder- und Hydrotherapie ganz ausgezeichnete Ergebnisse haben. Viele Patienten mit Heuschnupfen wissen die Linderung zu schätzen, die sich beim Aufenthalt im Meeresklima einstellt. Krankengymnastik wird heute ebenso wie Sport und Ausdauertraining angesichts der weitverbreiteten Haltungsschäden viel zu wenig betrieben. Zu den herkömmlichen Methoden sind in den letzten Jahren neue, „alternativ" genannte Heilverfahren getreten, die zwar häufig gute Resultate zeitigen, von den Versicherern aber nicht erstattet werden. Hierzu gehören die Alexandertechnik, Feldenkrais, Rolfing, Yoga und andere mehr. Eine vollzählige Liste ist weder möglich noch beabsichtigt. Mit solchen Therapieverfahren lassen sich häufig in Kombination mit der homöopathischen Therapie ausgezeichnete Erfolge erzielen. Es sei jedoch nicht verschwiegen, daß das Ziel jeder Therapie letztlich die Autonomie, das heißt Unabhängigkeit des Patienten vom Arzt oder vom Therapeuten sein muss, dass also Therapie weder Selbstzweck sein noch die Flucht aus der Verantwortung für sich selbst ermöglichen sollte. Solche Maßnahmen sollten immer in überschaubarem zeitlichem Rahmen stattfinden. Nur eine Therapie, die von vornherein sich selbst auf Dauer überflüssig machen will, ist eine gute Therapie.

Naturheilverfahren, die sinnvoll sein können, sind die Neuraltherapie, die Akupunktur, die Bachblütentherapie, Heilfasten, Schröpfen, Eigenbluttherapie. Letztere kommt der Homöopathie am nächsten. Es wird dem Körper eine geringe Menge Blut entnommen und – sinnvollerweise nach Potenzieren in verschiedenen Stufen – wieder in kleinen Mengen zurückinjiziert (unter die Haut) oder eingenommen. Mit diesem Verfahren kann vor allem bei Störungen des Immunsystems (Allergien, Infektabwehrschwäche) eine Besserung der Symptome erreicht werden, während eine homöopathische Konstitutionsbehandlung läuft und die Wirkung abgewartet werden muss.

Alle diese Verfahren gehören dem Bereich der Naturheilverfahren an, sie werden auch alternative Heilmethoden genannt. Die Homöopathie unterscheidet sich von diesen ebenso wie von der Schulmedizin grundlegend, da sie nach dem Ähnlichkeitsgesetz verordnet und potenzierte Arzneien einsetzt. In der Naturheilkunde hingegen werden zumeist pflanzliche Arzneimittel verwandt, als Fortsetzung der alten Kräutermedizin. Der Unterschied dieser Phytopharmaka zu schulmedizinischen Mitteln ist nicht prinzipieller, sondern nur gradueller Natur. Es werden in der Regel Urtinkturen von teilweise sehr stark wirkenden Extrakten benutzt. Schließlich ist Digitalis eines der meistverordneten schulmedizinischen Präparate, und die Giftigkeit einiger Pflanzen wurde schon so manchem Kind zum Verhängnis. Pflanzlich heißt also nicht zwangsläufig ungiftig, homöopathisch ist immer gleichzusetzen mit ungiftig.

Einerseits sind diese Naturheilverfahren in der Regel Regulationstherapien, das heißt, im Körper sollen gestörte Selbstheilungsmechanismen in Gang gesetzt werden. Andererseits werden sie, analog der Schulmedizin, nach Diagnosen und Indikationen, also schematisch und nicht individualisierend angewandt. Zur Homöopathie bestehen somit sowohl Ähnlichkeiten als auch Unterschiede. Die wichtigsten alternativen Heilverfahren sollen hier ganz kurz dargelegt werden.

Neben der Homöopathie erfreut sich die Akupunktur großer Beliebtheit und Verbreitung. Sie kommt aus der alten chinesischen Medizin und ist eine wissenschaftlich fundierte, in sich geschlossene Heilmethode. Sie arbeitet mit feinen Nadeln, die wenige Millimeter tief in die Haut eingestochen werden, und zwar an genau definierten Punkten, die entlang körperlicher Energielinien liegen. Diese Meridiane genannten Linien sind über den ganzen Körper verteilt und repräsentieren Organe und Organsysteme. Sowohl akute als auch chronische Krankheiten können über Nadelungen günstig beeinflusst werden. Da Akupunktur wie Homöopathie also Regulationsphänomene im Organismus erzeugen, ist eine gleichzeitige Behandlung mit beiden Verfahren nicht sehr sinnvoll, von Ausnahmen abgesehen. Es kann aber durchaus zweckmäßig sein, im Fall starker Schmerzen zuerst mit Akupunktur eine Linderung dieser Schmerzen und damit auch eine Verringerung des Schmerzmittelverbrauchs zu erzielen und hernach die chronische Behandlung mit einem Konstitutionsmittel einzuleiten. Die Kombination beider Heilverfahren geschieht also zweckmäßigerweise im Nacheinander.

Die Neuraltherapie hat gewisse Ähnlichkeiten mit der Akupunktur. Es werden geringe Mengen eines Lokalanästhetikums (Mittel zur örtlichen Schmerzbetäubung) an gewisse Stellen im Körper eingespritzt, um Regulationsphänomene auszulösen. Vor allem in der Schmerztherapie ist dieses Verfahren erfolgreich und verbreitet. Es kann gut mit homöopathischer Behandlung zusammen eingesetzt werden.

Fasten ist ein auf den Organismus sehr stark wirkender Reiz, es sollte nach Möglichkeit nicht während einer Behandlung mit homöopathischen Hochpotenzen durchgeführt werden. Es ist andererseits ein sehr sinnvolles, weil viele überflüssige Pfunde, aber auch Toxine (Giftstoffe) ausleitendes Heilverfahren. Es ist am sinnvollsten in den Übergangsjahreszeiten (Frühjahr und Herbst) durchzuführen. Die Einnahme einer Hochpotenz sollte nicht in unmittelbarer zeitlicher Nachbarschaft erfolgen. Da es einen starken Kontrast zu unseren Konsumgewohnheiten darstellt, ist es leider aus der Mode gekommen. Es zählt aber, aus nachvollziehbaren Gründen, zu den guten und sinnvollen Heilverfahren. Mit ärztlicher Begleitung ist es völlig gefahrlos und kann sinnvoll zwischen einer bis drei Wochen durchgeführt werden. Vor allem die ersten Versuche mit Fasten sollten ärztlich überwacht sein, geübte Faster aber können das später ganz alleine durchführen. Literaturangaben zu diesem Thema finden sich im Anhang.

Wie das Fasten zählt auch das Schröpfen zu den ableitenden Heilverfahren, und ebenso wie dieses ist es gegen die Techniken der neuen Medizin stark ins Hintertreffen geraten. Es wird blutig (Blutegel oder Hautanritzen) oder unblutig durchgeführt. Durch kurzes Erhitzen der Luft in den Schröpfköpfen unmittelbar vor dem Aufsetzen auf die Haut entsteht durch die nachfolgende Abkühlung ein Unterdruck und damit ein Sog auf die Haut und die darunterliegenden Gewebe. Es kommt so Bewegung in die Körpersäfte und in die Durchblutung, sodass der Abtransport von Toxinen begünstigt wird. Durch den Sog entsteht eine zusätzlich lokale Reizwirkung, die ihrerseits Regulationsvorgänge auslöst. Rückenschmerzen aller Art können dadurch sehr günstig beeinflusst werden, bei Anwendung im Nacken auch Spannungskopfschmerzen und Neuralgien der oberen Extremitäten. Dieses Verfahren ist auch gleichzeitig mit homöopathischer Behandlung sehr sinnvoll.

Bachblüten (nach dem englischen Arzt Bach) sind Medikamente, die in ähnlicher Weise wie die homöopathischen Hochpotenzen hergestellt werden. Sie werden vor allem zur Besserung psychischer Störungen und von Schwächezuständen aller Art eingesetzt und können vom Patienten selbst angewandt werden. Vom homöopathischen Standpunkt aus ist gegen die Anwendung dieser Medikamente nichts einzuwenden, eine Gleichzeitigkeit mit homöopathischen Hochpotenzen ist jedoch nicht sinnvoll. Da sie aber arztunabhängig eingesetzt werden können, eignen sie sich bestens zur Selbsttherapie kleinerer Störungen für Menschen, die „nicht wegen jeder Kleinigkeit zum Arzt" gehen wollen. Der homöopathische Arzt sollte natürlich über die Einnahme dieser Mittel informiert werden, damit er die Einnahmezeiten der Homöopathika darauf abstimmen kann. In der Gesamtbewertung aber ist die Therapie mit Bachblüten sehr zu empfehlen, wann immer sie sinnvoll und aussichtsreich erscheint.

Da hier nicht alle Naturheilverfahren vorgestellt werden können, sei angeführt, dass es eine ganze Reihe weiterer guter Therapiemethoden gibt, über deren Kombination mit der Homöopathie am besten der homöopathische Arzt entscheiden kann. Grundsätzlich ist jedoch anzumerken, dass um so weniger weitere Therapie erforderlich sein wird, je besser und tiefergreifend das homöopathische Simile wirkt. Schließlich geht es nicht um das Prinzip von Therapie um jeden Preis, sondern um die Heilung kranker Menschen. Sofern diese erreicht wird, wird jede weitere Therapie überflüssig. Therapie an sich ist auf dem besten Wege, einer unter vielen Konsumartikeln unserer Zeit zu werden. Je größer die Auswahl, um so höher der Umsatz.

Eine besondere Substanzgruppe sind die sogenannten Komplexmittel, die von einigen Firmen angeboten und von vielen Ärzten verschrieben werden. Diese Präparate setzen sich aus meist niedrig potenzierten homöopathischen

Mitteln zusammen, es gibt Mischungen von zwei bis zu zwanzig und mehr Einzelmitteln. Obwohl also die Komponenten homöopathische Arzneien sind, ist das Gemisch keineswegs homöopathisch, sondern als pflanzliches oder natürliches Mittel einzustufen. Das Gemisch selbst nämlich wurde weder einer Arzneimittelprüfung zur Definierung des Arzneimittelbildes unterzogen, noch wurde es insgesamt potenziert. Beide Voraussetzungen sind aber notwendig, damit man von einer homöopathischen Arznei sprechen kann. Diese Komplexmittel sollen den Weg zur Verordnung abkürzen. Sie werden nicht nach Symptomenähnlichkeit verordnet, sondern wie pflanzliche oder pharmazeutische Arzneien auch nach Indikationen und Diagnosen. Von Individualität kann also keine Rede sein. Sie sind in der Regel erheblich teurer als die Einzelmittel und von daher für die Hersteller wirtschaftlich interessanter. Für den Arzt kann es bequemer sein, bei akutem Halsschmerz ein Arzneiengemisch zu verordnen, dessen Einzelbestandteile bei allen möglichen Formen der Halsentzündung helfen können oder schon mal geholfen haben. Auf jeden Fall spart er Zeit und die Mühe, die mit der Auffindung des Simile verbunden ist, und auch für ihn ist es also wirtschaftlich interessanter, Komplexmittel zu verordnen. Doch ist diese Abkürzung häufig ein Umweg. Denn die schnellen Heilungen, die man bei akuten Krankheiten mit dem passenden Simile erzielen kann, sind mit diesem Gemisch nicht zu erwarten. Wenn eine Wirkung da ist, weiß man nicht, welcher homöopathische Einzelbestandteil ähnlich genug war, dass er die Heilung bewirkt hat. Für die Zukunft geht dadurch wertvolle Information verloren, zum Nachteil des Patienten. Andererseits kann es in der Akutsprechstunde zu Situationen extremer Überlastung und Zeitknappheit kommen, sodass es nicht möglich ist, die erforderliche Zeit für das Suchen des Simile aufzubringen. In solchen Fällen scheint es besser, ein Komplexmittel zu verordnen, als den Patienten mit Antibiotika und anderen Starkmedikamenten nach Hause zu schicken. Wenn dieser Kompromiss schon nicht wirklich heilt, so wird dadurch aber auch kein Schaden angerichtet. Abgesehen von diesen Notlösungen, sollte aber der direkte Weg zum Simile versucht werden. Alles andere hat mit Homöopathie nichts zu tun.

Echte Homöopathen werden in aller Regel nicht zu solchen Mitteln Zuflucht nehmen. Weit eher werden diese von schulmedizinischen Hausärzten verordnet, die ein Unbehagen über die Drastik ihrer eigenen Therapiemethoden verspüren und sich etwas weniger schädlich für ihre Patienten verhalten wollen. Da dies aber letztlich nicht zum dauerhaften Erfolg führt, werden viele solcher Versuche dann doch wieder abgebrochen mit der Meinung, die Homöopathie funktioniere eben doch nicht richtig, da sei dann ein Antibiotikum der sicherere Weg. Diese Ärzte sind sich nicht darüber im klaren, dass sie gar kein Homöopathikum verordnet haben, denn dies geht nur nach der Ähnlichkeitsregel und nicht nach Diagnosen. Sehr hilfreich und sinnvoll kann es sein, gleichzeitig zur Homöopathie eine psychotherapeutische Behandlung durchzuführen, umgekehrt kann eine laufende Psychotherapie durch eine gute homöopathische Verordnung intensiviert und abgekürzt werden. Die Nähe beider Methoden ergibt sich aus dem Umstand, dass in der Psychotherapie dem Seelenleben das Hauptaugenmerk gilt, in der Homöopathie die Psyche eine dominierende Rolle in der Anamnese spielt und Symptome aus diesem Bereich die wichtigsten zur Similefindung sind, wobei die Homöopathie die leibseelische Einheit des Menschen betont. Durch die Einbeziehung der Erlebnisse und Traumata der Kindheit ergibt sich von selbst die Nähe zur klassischen Psychoanalyse, in der ja frühkindliche Erlebnisse bewusstgemacht und verarbeitet werden sollen. Der Hauptnachteil dieser „sprechenden Verfahren" ist die oft bestehende jahrelange Abhängigkeit des Patienten von seinem Therapeuten. Ein Beispiel aus der Praxis: Es kam eine 25-jährige Patientin mit einer akuten Harnwegsentzündung in die Sprechstunde. Da sie in der Befragung angab, des öfteren an dieser Krankheit zu leiden, wurde neben der akuten eine chronische Behandlung eingeleitet. Aufgrund des Gesamtbildes der Symptome ergab sich eine große Ähnlichkeit zum Arzneimittelbild von Staphisagria (Stefanskraut), das sie in C200 erhielt. Das vorher gegebene Akutmittel Cantharis (Spanische Fliege) hatte Erleichterung, aber keine durchgreifende Heilung gebracht. Die Patientin befand sich außerdem seit dreieinhalb Jahren in psychotherapeutischer Behandlung, und nach anfänglich guten Ergebnissen sei seit mehreren Monaten eine Stagnation eingetreten. Nach der Einnahme des homöopathischen Mittels geschah Unerwartetes. Die Patientin kam schon drei Tage nach der Einnahme der Hochpotenz ziemlich aufgeregt in die Sprechstunde und berichtete von mehreren Träumen über Vergewaltigungserlebnisse, die aufgrund der beteiligten Personen und ihres Erlebens in der Kindheit stattgefunden haben müssen. Ich riet ihr, ihre Therapeutin zu verständigen. Durch diese Träume und die nun mächtig auftauchenden Erinnerungen geriet der ganze Prozess in Bewegung, die Patientin machte eine dramatische Entwicklung durch und konnte nach wenigen Wochen die Therapie beenden. Ihre psychische Verfassung hatte sich durch die Erlebbarmachung dieser kindlichen Traumata stabilisiert, ausgelöst durch die Gabe eines einzigen homöopathischen Mittels. Ihre Harnwegsinfekte traten danach bis heute (vier Jahre danach) nicht mehr auf.

Hier hat die Homöopathie deutlich zur Verbesserung der psychotherapeutischen Behandlung beigetragen. Es kann aber auch umgekehrt der Fall sein, dass Psychotherapie hilfreich sein kann zur Verarbeitung von Entwicklungsprozessen, die durch homöopathische Mittel eingeleitet wurden. Ein Zusammenarbeiten beider Methoden ist sinnvoll und kann für die Zukunft der Medizin große Bedeutung erlangen.

Bei allen bisher angeführten Vorzügen einer homöopathischen Behandlung soll nicht verschwiegen werden, dass es auch Fälle gibt, wo die homöopathische Behandlung trotz günstiger Voraussetzungen nicht zum Erfolg führt. Es soll hier dargelegt werden, wann und warum dies der Fall sein kann.

In der Regel ist der Hauptgrund für Nichtwirksamkeit homöopathischer Therapie beim Arzt selbst zu suchen. Allzuoft nämlich werden etliche der oben angeführten Fehler begangen, also entweder Komplexmittel verordnet oder Reaktionszeiten nicht abgewartet. Der häufigste auf der Seite des homöopathischen Arztes anzutreffende Fehler liegt jedoch in der Regel an mangelnder Zeit oder Sorgfalt. Es dürfte im Verlauf dieses Buches klar geworden sein, dass die korrekte Anwendung der homöopathischen Heilmethode vom Kennenlernen des Patienten über die Fallaufnahme und Analyse bis zu den notwendigen Schritten zur Mittelfindung aus zahlreichen kraft- und zeitaufwendigen Arbeitsschritten besteht. Abkürzungen können sinnvoll sein, etwa wenn ein Arzt schon nach kurzer Zeit aufgrund einiger sehr charakteristischer Symptome das Mittel sicher zu kennen glaubt. In der Mehrzahl der Fälle liegt aber hier bereits der Schlüssel zur falschen Tür, denn die vermeintliche Abkürzung entpuppt sich öfter, als einem lieb ist, als Umweg. Jeder Patient, der ohne Anzeichen von Besserung in homöopathischer Behandlung ist, soll seinen Arzt auffordern, sich noch einmal mit Geduld und Sorgfalt seinem Fall zu widmen, insbesondere dann, wenn keine ausführliche Erstanamnese (mindestens 45 Minuten, besser länger) stattgefunden hat. Häufig wird sich durch das Ausmerzen dieser Grundfehler auf der Seite des Arztes dann doch ein guter homöopathischer Heilerfolg erzielen lassen.

Hier zeigt sich aber bereits die zweite häufige Fehlerquelle, die schon bei der ausführlichen Erstanamnese den Grundstein zum Misserfolg legen kann, und diese liegt im Verhältnis zwischen Patient und Arzt. Wenn offene oder verdeckte Animositäten, Abneigungen, Misstrauen oder Skepsis auf einer oder beiden Seiten vorhanden sind, ist jede noch so große Mühe beiderseits zum Scheitern verurteilt. Es ist ähnlich wie beim Psychotherapeuten, aber auch wie beim Klavierunterricht: Ohne ein stabiles und offenes Vertrauensverhältnis wird kein Erfolg möglich sein. Ein Patient, der den gegenübersitzenden Arzt nicht „riechen" kann, nicht ausstehen kann, arrogant oder unsicher oder sonstwie findet, wird selbstverständlich mit der Preisgabe seiner allerintimsten Details zurückhaltend sein. Da aber häufig die intimen Details ausschlaggebend sind für die Mittelwahl, wird so das richtige Mittel nie gefunden. Hier ist ein offenes Gespräch zwischen Arzt und Patient angezeigt. Sollten sich die bestehenden Defizite nicht ausgleichen lassen, wird nur ein Wechsel des Arztes zum Erfolg führen. Allerdings sollte dies nicht unter oberflächlichen Konsumgesichtspunkten erfolgen. Sinnvoll wäre eine Klärung der Gründe für das mangelnde Vertrauen, damit der gleiche Fehler bei einem neuen Arzt nicht noch mal unterläuft.

Neben diesen im Arzt-Patient-Verhältnis begründeten Schwierigkeiten gibt es aber noch solche, die sozusagen in der Homöopathie selbst begründet liegen bzw. darin, dass die „Materia Medica" zwar außerordentlich umfangreich, aber keineswegs vollständig ist. Zur Zeit sind etwa 2500 homöopathische Heilmittel geprüft und angewandt. Von manchen kennen wir mehrere tausend Symptome (Pulsatilla, Sulfur, Phosphor, Nux vomica und viele mehr), von anderen nur einige wenige. Grundsätzlich kann jede Substanz, jeder Stoff, ob tierischer, pflanzlicher, mineralischer oder anderer Herkunft, potenzielle Heilwirkung enthalten. Dies lässt sich aber nur aufgrund einer umfangreichen homöopathischen Arzneimittelprüfung entscheiden. Viele homöopathische Mittel haben umfassende und aussagekräftige Prüfungen und Nachprüfungen hinter sich, noch weit mehr aber wurden nur sehr wenig geprüft oder nicht geprüft und nur aufgrund von Erfahrungen aus der Volksheilkunde in speziellen Fällen homöopathisch angewandt. Da von allen diesen nicht oder nicht vollständig geprüften Heilmitteln nur sehr wenige Symptome erprüft und also bekannt sind, können oft gerade diese „kleinen", also mit nur wenigen Symptomen erfassten Arzneien vom homöopathischen Arzt auch bei sorgfältiger Arbeit nicht oder nicht gleich gefunden werden. Ein Teil der nicht homöopathisch heilbaren Patienten dürfte also ein Simile haben, das nicht oder nicht genügend bekannt ist. Es sei aber hier mit allem Nachdruck vermerkt, dass dieser Umstand keinesfalls als Ausrede für oberflächliches Arbeiten herhalten darf. Viel öfter als ein nicht erkanntes kleines oder gar unbekanntes Mittel dürften Nachlässigkeiten bei der Anwendung der Regeln der Homöopathie der Grund für ein Misslingen der Behandlung sein. Arzt und Patient müssen Geduld genug haben, zuerst den Fehler bei sich selbst und ihrer Art der Kommunikation zu suchen, dann wird der Erfolg in der Regel nicht ausbleiben. Hier sind beide aufgefordert, selbstkritisch zu sein und voneinander zu lernen, der Patient und vor allem auch der Arzt.

In der Zusammenfassung sei vor allem betont, dass die Homöopathie sehr wohl eine Alleinbehandlung darstellen kann. Schulmedizinische Parallelmaßnahmen sind manchmal unumgänglich und erfordern Kompromisse in der homöopathischen Behandlung. Die gleichzeitige Anwendung physikalischer Therapiemethoden oder von Naturheilverfahren kann sinnvoll sein und muss mit dem homöopathischen Arzt abgeklärt werden. Besonders günstig kann eine Kombination von Homöopathie und Psychotherapie sein. Behandlungsmisserfolge liegen in der Regel an einem mangelhaften Vertrauensverhältnis zwischen Patient und Arzt, seltener daran, dass ein mögliches Simile nicht oder nicht ausreichend geprüft und damit bekannt ist.

10. KAPITEL

Die Kunst der Selbstbeobachtung

Der autonome Patient

Mit der Entscheidung, sich homöopathisch behandeln zu lassen, wird auch die für einen bewussteren Umgang mit sich selbst getroffen. Die Schulmedizin mit ihrer Jagd nach dem Phantom des objektiven Befundes und der Ausklammerung alles Subjektiven nimmt dem Patienten mehr und mehr die Verantwortung für die eigene Gesundheit ab. Schlecht informiert und von hochspezialisierten Fachleuten behandelt, fühlen sich Patienten heute innerhalb der Schulmedizin ausgeliefert, unmündig, unfähig, sich selbst mit ihrem Körper und dessen Krankheiten auseinanderzusetzen. Solchermaßen trägt die moderne Medizin zur Entfremdung des modernen Menschen einen wesentlichen Teil bei, zur Entfremdung vom eigenen Körper. Die Selbstwahrnehmung wird überflüssig erklärt gegenüber dem „objektiv", technisch erhobenen Befund, der Messung von Konzentrationen von Substanzen in Körpersäften.

Häufig sind Patienten, die sich in homöopathische Behandlung begeben, verunsichert, wenn sie nun gebeten werden, körperliche Wahrnehmungen, Empfindungen anzugeben, Gefühle und Schmerzen genau zu schildern, zu präzisieren, welche Art von Angst sich hinter der allgemeinen Angabe „Panik" verbirgt etc. Die Verunsicherung ist verständlich, denn genau dies wurde einer ganzen Patientengeneration ausgetrieben, seit der Glaube an das technisch Machbare auch in den Sprechzimmern der Mediziner Einzug gehalten hat. Oft hat man den Eindruck, dass allzu viel Subjektives als „Gejammer" und ähnliches den Weg zur Findung der „sauberen, objektiven Diagnose" und damit die Einleitung des Therapieschemas stört. Sehr viele Patienten haben sich an Diagnosen und objektive Befunde gewöhnt. Und nun beim Homöopathen werden sie konfrontiert mit Fragen nach ihrem subjektiven Befinden, nach ihren Beschwerden, Eindrücken, Empfindungen, Schmerzen. Für viele bedeutet dies ein totales Umdenken in Bezug auf den Umgang mit dem eigenen Kranksein.

In der Regel kommen heute die Patienten mit einer fertigen, oft selbstgezimmerten Diagnose in die Praxis. „Herr Doktor, ich habe eine Sinusitis." Wenn der Arzt dann fragt, was für Symptome bestünden, kommt oft die erstaunte Antwort: „Nun, die Symptome eben, die man bei einer Nebenhöhlenentzündung hat. Das wissen Sie selbst ja am besten." Hier liegt der erste große Irrtum. Der Arzt weiß überhaupt nichts. Er weiß, was in der Fachliteratur über die Sinusitis geschrieben steht und wie sie diagnostiziert und behandelt werden soll. Für alle. Er weiß aber nichts über die besondere Nasennebenhöhlenerkrankung dieses einen Menschen, der so erstaunt vor ihm sitzt und sich in der unerfreulichen Lage sieht, über sich selbst nachzudenken und Auskunft zu geben. Dies ist offensichtlich eine Fähigkeit, die nicht selbstverständlich ist und häufig Geduld und Anstrengung erfordert. Bei der Sinusitis interessiert alles mögliche, aber am wenigsten die Diagnose, das Etikett. Im zweiten und dritten Kapitel wurde ausführlich darüber geschrieben. Oft mühsam, mit Rückfällen ins gewohnte Objektivnaturwissenschaftliche, lernen Patienten, sich selbst zu beobachten, über sich selbst Auskunft zu geben. Doch mit der Zeit wächst eine neue Erkenntnis, die sich sehr wohltuend auswirkt, dass nämlich das Nachdenken über sich selbst (geistig), das Wahrnehmen seiner selbst (emotional und körperlich) schon heilsame Wirkung hat. Auf diese Weise entsteht allein durch die wiederholte Prozedur homöopathischer Befragung eine größere Identität, ein Kontakt zu sich selbst, zu den eigenen Gefühlen, Bedürfnissen, Grenzen und Möglichkeiten. Wer lernt, sich über seine eigenen körperlichen Empfindungen klarzuwerden und Rechenschaft zu geben, kann eventuell auch früher als bisher spüren, dass „etwas im Anmarsch ist", dass es „reicht", dass die Kräfte erschöpft sind und nach einer Pause verlangen.

Der Patient erhält so über das spezifisch Homöopathische der Behandlung hinaus die Chance, sich selbstbestimmter mit sich auseinandersetzen zu können, unabhängiger von Ärzten und Technik seinen Leidensdruck zu verstehen, erleben und zu verringern. Eigentlich weiß sowieso jeder Mensch am besten, was für ihn gut ist und was nicht. Mit dem Anschein der Objektivität wird in der modernen Medizin dem Patienten seine Subjektivität ausgeredet, er verstehe nichts von sich, das könne nur die Technik, der Befund, die Medizin. Diese Hybris einer Disziplin, die eigentlich zur Hilfe, zum Dienst am Menschen vorgesehen ist, geht so weit, die Gesundheit bzw. Krankheit dem Menschen wegzunehmen und sie ihm dann als technische Dienstleistung, in naher Zukunft sogar als zu bezahlende Ware, zurückzugeben, zu verkaufen. Dieses Zuviel an Verantwortung in der Hand des Arztes muss dringend ersetzt werden durch ein Mehr an Eigenverantwortung des Patienten für sich selbst. Die Homöopathie mit ihrem Primat des Individuellen ist ein wesentlicher Schritt in diese Richtung. Auch deshalb wird sie von konventioneller Seite bekämpft, denn dies würde für die moderne Medizin einen Verlust von Einfluss und Macht über ihre Patienten bedeuten, und wer gibt solches gern freiwillig preis.

Anhand von Praxisbeispielen soll nun gezeigt werden, in welche Richtung dieser autonome Umgang mit der eigenen Gesundheit gehen könnte. Ich greife zurück auf den ersten in diesem Buch geschilderten Fall des kleinen Jungen mit der akuten Ohrenentzündung, die mit Belladonna in wenigen Stunden ausheilte (1. Kapitel).

Nach dem Telefonat am nächsten Morgen, das die prompte Wirkung des Mittels vermeldete, war eine Weile nichts mehr von ihm zu hören. Nach einigen Wochen kam dann seine Mutter, ebenfalls in homöopathischer Behandlung, zu einer Kontrolle in die Sprechstunde. Im Verlauf der Konsultation einige Wochen zuvor und auch schon früher hatte sie unter anderem berichtet, viele „blaue Flecke" zu haben, also kleine und größere Blutergüsse in allen Farben, vor allem an den Beinen. Dies kann für die homöopathische Mittelfindung als konstitutionelles Merkmal ein wertvolles Symptom sein und war auch bei der Mittelauswahl berücksichtigt worden.

Auch der Mutter, deren Krankheit hier keine Rolle spielt, ging es deutlich besser, vor allem waren ihre Beine makellos weiß, von blauen Flecken keine Spur. Daraufhin angesprochen, erzählte sie lachend, dass es mit der Blutungsneigung bei ihr wohl nicht besonders schlimm wäre. Sie hätte auf einmal verstanden, weshalb sie dauernd in allen Farben schillernde Beine hätte. Seit der letzten Ohrenentzündung ihres Sohnes habe dieser sich spürbar verändert. Er habe zuvor wegen Kleinigkeiten Wutanfälle bekommen und sei manchmal regelrecht ausgerastet und dabei so wild geworden, dass er alles und auch sie gebissen und getreten habe. Und dieses unbändige Verhalten habe sich nun merklich beruhigt, es müsse irgendwas mit Belladonna zu tun haben. Von diesem Mittel nun sind Wutausbrüche der geschilderten Art im Arzneimittelbild gut dokumentiert. Es war offensichtlich, dass man durch die akute Erkrankung auf das Konstitutionsmittel des kleinen Wildfangs gestoßen war, der seiner Mutter und Freunden zuvor des öfteren kräftig zugesetzt hatte. Er neigte immer noch dazu, rasch zu explodieren, aber Beißen und Treten waren nun nicht mehr im Programm. Die Mutter erhielt also den Rat, bei Erkrankungen des Sohnes (nicht bei jeder Bagatelle) zuerst einmal dieses Mittel in niedriger Potenz zu versuchen. Außerdem wurde ihre kleine Hausapotheke um einige verwandte Mittel erweitert, mit der Maßgabe, dass, wenn immer sie unsicher sei, ein Anruf in der Praxis weiterhelfen könne. Sie erhielt knappe schriftliche Beschreibungen der ihr mitgegebenen Mittel. Beide Patienten, Mutter und Sohn, sind nur noch sehr sporadisch in meiner Sprechstunde aufgetaucht, die immer wiederkehrenden Mittelohrentzündungen sind sehr selten geworden und lassen sich in der Regel von der Mutter oder nach telefonischer Rücksprache rasch und wirkungsvoll behandeln. Der Junge geht inzwischen zur Schule und ist von seinen Spielkameraden wohlgelitten, obwohl er sich Respekt zu verschaffen weiß, aber nicht auf jene eher brutale Art und Weise. Die Mutter bekam noch ein anderes Mittel, da sich die Blutungsneigung als untaugliches Auswahlkriterium herausgestellt hatte, und bei nochmaliger Fallaufnahme war ein anderes Mittel noch ähnlicher, obwohl ihr das erste Mittel (Phosphor) schon gut geholfen hatte.

Beide Patienten hatten eine längere schulmedizinische Karriere hinter sich. Der Sohn hatte mit 15 Monaten zum ersten Mal eine eitrige „Otitis media" (Mittelohrentzündung), die nach den „Regeln der Kunst" mit Antibiotika behandelt wurde, nach sechs Monaten die nächste, nach weiteren acht Wochen die dritte, die dann nicht mehr prompt ausheilte sondern „chronisch" wurde, das heißt, das Ohr „fing an zu laufen", es floß längere Zeit gelblichgrüner Eiter ab, er musste dauernd Wattepfropfen in den Ohren haben und war insgesamt geschwächt und kränklich mit gelegentlichen Fieberschüben. Es war ein kleines Loch im Trommelfell des rechten Ohres, und operative Maßnahmen wurden erwogen, was endlich die Mutter bewog, zum Homöopathen zu gehen. Mit den beiden Mitteln Tuberkulinum und Silicea hörten die Eiterungen auf, das Loch im Trommelfell schloß sich innerhalb von vier Monaten. Nur die Neigung, auf Kleinigkeiten mit heftigen Entzündungen zu reagieren, blieb bestehen, ebenso wie auf psychischer Ebene die Tendenz, auf geringfügige Anlässe einen rabiaten Tobsuchtsanfall zu bekommen. Diese Neigung (auf körperlicher und seelischer Ebene) wurde durch das Konstitutionsmittel des Kindes behoben. Die üblichen im Kindesalter auftretenden Erkrankungen und Unfälle können in der Regel von den Eltern alleine behandelt werden, falls nötig, nur selten wird dann noch der Arzt konsultiert.

Hier deutet sich an, welche Wege die Medizin einschlagen könnte, wenn sie sich nur entschließen könnte, von ihrem hohen Ross des Fachwissens herabzusteigen und den Patienten mehr Kenntnisse und damit mehr Autonomie zu geben. Wie dargelegt wurde, sind dazu zwei Prinzipien wichtig: erstens die Anleitung der Patienten, die alte und aus der Mode gekommene Kunst der Selbstbeobachtung neu zu erlernen und ihren eigenen Wahrnehmungen mehr zu vertrauen als „harten Fakten", wie die objektiven Befunde gerne genannt werden. Zweitens sollte man in Form von geeigneter Information den Patienten das Wissen in die Hand geben, das erforderlich ist, die kleinen gesundheitlichen Störungen des Alltags selbst zu meistern und nicht weitgehend vom Arzt abhängig zu sein. Selbstverständlich soll ein Arzt für alle Sorgen, Beschwerden und Nöte des Patienten ein offenes Ohr haben, für die großen und die kleinen. Viele Patienten indes würden es sehr zu schätzen wissen, wenn sie selbst entscheiden könnten, was zu tun ist. Nicht zuletzt deshalb hat die eingangs erwähnte „Abstimmung mit den Füßen" eingesetzt. Einmal auf den Geschmack gekommen, sind viele Patienten kritischer und informierter als zuvor und können so auch ihr eigenes ihre Gesundheit betreffendes Verhalten ändern.

Andererseits sind auch die Patienten wie ihre Ärzte Kinder ihrer Zeit, das heißt, im naturwissenschaftlichen Denken großgeworden. Wenn man die schriftlichen Niederlegungen heutiger mit älteren Arzneimittelprüfungen vergleicht, ist die auffälligste Beobachtung die, dass sich die Fähigkeit der Selbstbeobachtung ebenso wie die der exakten sprachlichen Beschreibung des eigenen Zustandes erheblich verflacht hat. Die Tendenz, in Schablonen, in Diagnosen und in wissenschaftlichen Abkürzungen zu sprechen, sitzt fest in unseren Köpfen, und nur gründliches Umdenken, die Besinnung auf andere Werte kann hier auf Dauer Abhilfe schaffen. Es existiert zum Beispiel in den Repertorien unter der Rubrik Kopfschmerzen eine unglaubliche Fülle verschiedener Schmerzwahrnehmungen in feinster Differenzierung. Wenn heute ein Patient mit Kopfschmerzen zum Arzt geht, und der fragt ihn, wo denn sein Schmerz genau sitze, ist häufig die Verwirrung vollständig. „Na, im Kopf, das hab' ich doch gerade gesagt." Wir leben in einer Welt, der es auf die Differenzierung menschlicher Wahrnehmung offensichtlich nicht mehr ankommt. Erst die Erkenntnis, dass der Unterschied zwischen Schläfe und Hinterkopf für einen Menschen den Unterschied zwischen Krankheit und Heilung bedeuten kann, vermag in etwa zu beleuchten, wohin uns die moderne, sich naturwissenschaftlich gebende Medizin, die für unterschiedslos jede Art von Kopfschmerz Aspirin oder andere Wohltaten bereithält, gebracht hat. Die Bereitschaft, uns diese verlorengegangene Identität zurückzuerobern, uns die Wahrnehmung von uns selbst, und zwar der ganzen Person, zu ermöglichen, ist die notwendige Voraussetzung dafür, ein Leben ohne Aspirin, unabhängig von Medikamenten und ärztlichen Regularien zu leben.

Die Therapie innerhalb der modernen Medizin ist längst zum Selbstzweck geworden, zum Schema, zum Eingriff. Mit dem unverwechselbaren Individuum und seinen Schmerzen hat sie längst nichts mehr zu tun. Populationen von Bakterien, Klassen von Antikörpern werden bekämpft ohne Ansehen der betroffenen Person. Die Menschen, sofern sie Patienten sind, befinden sich im Zustand der Abhängigkeit von Ärzten, Therapien, Medikamenten. Es gibt in den westlichen Industrienationen, die es sich leisten können, weit mehr schlafmittelabhängige „Normalbürger" als drogenabhängige „Aussteiger". Sie wurden von ihren Ärzten, den Personen ihres Vertrauens, zu Abhängigen gemacht, zugegeben in der besten Absicht, aber mit fatalen Folgen. Der Drogenmissbrauch ist Gegenstand von politischen und medialen Debatten großen Ausmaßes, die Medikamentenabhängigkeit aber wird übergangen, bagatellisiert, verschwiegen. Nicht zuletzt steckt dahinter ein starker Wirtschaftszweig mit einflussreicher Lobby und einigen Arbeitsplätzen, ähnlich wie in den Ländern der Dritten Welt, wo vom Coca- oder Mohnanbau viele einfache Bauern leben. Der empörte moralische Fingerzeig auf diese Menschen ist der Ausdruck der puren Doppelmoral unserer Gesellschaft, die konsumiert und sich einverleibt und damit Abhängigkeiten erzeugt und in Kauf nimmt. Noch einmal wird an diesem Punkt klar, wie diametral entgegengesetzt Homöopathie hier ist. Mit drei oder fünf Globuli in vier Wochen oder sechs Monaten wird nie und nimmer eine materielle Abhängigkeit entstehen. Und das Ziel dieser Methode ist letztlich die Heilung und damit die Unabhängigkeit des Patienten von seinem Arzt, die Überflüssigmachung des Therapeuten.

Eine zunehmend wichtigere Rolle spielt in diesem Zusammenhang die Möglichkeit der Selbstbehandlung, die von immer mehr Patienten praktiziert wird. Es gibt tatsächlich einen ansehnlichen Literaturzweig, der sich der sogenannten „Laienhomöopathie" widmet. In unterschiedlicher Ausführlichkeit und Qualität wird interessierten Patienten die Möglichkeit geboten, bei leichteren Krankheitszuständen aus einer übersichtlichen Auswahl in Frage kommender Medikamente das für sie oder ihre Kinder „ähnlichste" auszuwählen. Im Literaturverzeichnis am Ende dieses Buches sind unter der Rubrik „Laienhomöopathie" jene Titel aufgeführt, die ohne große Einschränkungen empfohlen werden können.

Hierzu sind noch einige Anmerkungen notwendig. Es ist richtig, dass homöopathische Medikamente ohne größere Risiken zu Selbsttherapiezwecken benutzt werden können. Dies bietet sich vor allem dann an, wenn weit und breit kein kompetenter Homöopath zu erreichen ist und der eigene Hausarzt von Homöopathie entweder nichts hält oder nichts versteht. Aber auch viele meiner Patienten haben sich im Lauf der Zeit eine kleine homöopathische Hausapotheke eingerichtet, mit der sie bei den kleineren Gesundheitsstörungen wie banalen Infekten, Magenverstimmungen, kleinen Verletzungen etc. zuerst selbst einen Behandlungsversuch unternehmen. Wenn das nicht klappt, rufen sie dann in der Praxis an oder kommen in die Sprechstunde. Dies geschieht in der Regel mit meinem Wissen, es fördert die Selbstbestimmung der Patienten über ihren eigenen Körper und ihre eigene Gesundheit, führt zum bewussteren Umgang mit sich selbst und kostet praktisch nichts. Dennoch ist nicht zu übersehen, dass hier auch einige Risiken verborgen liegen.

Die größte Gefahr liegt sicher in der Möglichkeit der Falschdiagnose, der Fehleinschätzung oder Unterschätzung einer Erkrankung. In keinem Fall darf die Abneigung gegen schulmedizinische Medikamente so weit gehen, dass eine notwendige ärztliche Behandlung unterbleibt oder zu lange hinausgezögert wird. Eine gute und konsequente schulmedizinische Behandlung ist allemal vernünftiger und für Leib und Leben des Patienten zuträglicher als eine falsch durchgeführte homöopathische. In den meisten verfügbaren Ratgebern wird denn auch mehr oder weniger deutlich darauf hingewiesen, wo die Grenzen der häuslichen Selbstbehandlung liegen und deshalb der Arzt einzuschalten ist.

Ein zweites Risiko liegt in der fehlerhaften Anwendung der homöopathischen Arzneien. Der Hauptfehler, der gemacht wird, ist oft die zu hohe Dosierung über zu lange Zeit. Hochpotenzen sollten zu Hause überhaupt nicht eingesetzt werden. Selbstmedikation sollte im Bereich zwischen D2 und D12 bzw. C12 durchgeführt werden, allenfalls in Sonderfällen C30. Nach wenigen Tagen sollte ein merkbarer Effekt das Ende der Behandlung einläuten. Wenn man homöopathische Medikamente über einen längeren Zeitraum regelmäßig täglich einnimmt, wird man früher oder später die Symptome des Mittels entwickeln, also eine unfreiwillige Arzneiprüfung durchmachen. Einfaches Absetzen wird in einem solchen Fall meist in wenigen Tagen Besserung bringen. Ebensooft ist zu beobachten, dass mehrere Medikamente gleichzeitig gegeben werden oder dass in kurzer Folge zwischen sehr vielen Medikamenten gewechselt wird, weil der gewünschte Erfolg ausbleibt.

Ich erinnere mich an den Fall eines 7-jährigen Mädchens, das wegen diffuser Beschwerden in meine Behandlung kam. Sie hatte wiederkehrende Gerstenkörner an beiden Augen mit einer Lidrandentzündung, dazu die Symptome einer Blasenentzündung, war außerdem leicht gereizt und gekränkt, alles seit nunmehr ca. acht bis zehn Wochen. Mehr durch Zufall erfuhr ich, dass offenbar auf den Rat eines Zahnarztes hin das Kind wochenlang Staphisagria in der „harmlosen" Potenz D6 eingenommen hatte, und zwar dreimal täglich. Die oben genannten Symptome waren etwa drei Wochen nach Beginn der „Behandlung" eingetreten und dann zunehmend schlimmer geworden. Dennoch hatte die Mutter an eine Erkrankung ihres Kindes geglaubt und die Behandlung der Zähne mit Staphisagria tapfer fortgesetzt. Schon eine Woche nach Absetzen des Medikaments hatte sich alles normalisiert. Hätte ich nicht von dieser Einnahme gewusst und aufgrund dieser unechten Symptome homöopathisch behandelt, wäre eine weitere Verschlimmerung wohl unausbleiblich gewesen.

Dennoch bleibt zusammenfassend festzuhalten, dass eine Selbstbehandlung durchaus sinnvoll sein kann, wenn die oben genannten Vorsichtsmaßnahmen im Auge behalten werden. Bei Verschlechterung oder ausbleibender Besserung einer Krankheit über mehrere Tage ist auf jeden Fall ein Arzt zu konsultieren. Richtig eingesetzte homöopathische Mittel wirken relativ schnell, das wurde schon mehrfach hervorgehoben. Chronische Krankheiten dagegen sind auf jeden Fall der ärztlichen Behandlung vorbehalten.

Zusammenfassend liegt in der Kunst der Selbstwahrnehmung der Schlüssel für mehr Selbstbestimmung im Umgang der Menschen mit ihrer Gesundheit. In der homöopathischen Behandlung kann diese verlorengegangene Fähigkeit wieder erlernt und für eine bessere Gesundheit und für Unabhängigkeit nutzbar gemacht werden. Die Selbstbehandlung mit homöopathischen Mitteln ist bei leichteren Erkrankungen möglich, es gibt brauchbare Bücher mit überschaubaren Arzneimitteldarstellungen zum Nachschlagen. Die Gefahr der Fehleinschätzung einer Krankheit muß jedoch im Auge behalten werden.

11. KAPITEL

Homöopathie und Umwelt

Die Immunabwehr. Die Ernährung

Die Erkrankung eines Menschen vollzieht sich stets im Spannungsraum zwischen der Konstitution des betreffenden Menschen einerseits und den von außen kommenden Einwirkungen, Reizen andrerseits. Abgesehen von schon bei der Geburt bestehenden Erkrankungen (angeborenen Defekten oder Geburtstraumata), wird auch bei ausgeprägter konstitutioneller Schwäche Krankheit immer nur durch das Einwirken äußerer Einflüsse ausgelöst. Nicht jedes Mitglied einer Familie mit häufigen Erkrankungen an Arteriosklerose wird an Herzinfarkt oder Schlaganfall sterben, nicht jedes Mitglied einer stark allergisch reagierenden Familie mit Erkrankungen an Haut und Schleimhäuten wird eine Neurodermitis oder einen Heuschnupfen bekommen. So sehr also die individuelle Betrachtungsweise das homöopathische Denken bestimmt, die Einwirkung der Außenreize muss in das ärztliche Tun und Denken mit einbezogen werden. Im Kapitel über Wirkungshindernisse war von äußeren Störfaktoren für eine homöopathische Heilung die Rede.

Hier soll nun über jenes System im Organismus die Rede sein, das die Vermittlerrolle hat für den Kontakt von Innenwelt und Außenwelt, die Immunabwehr. Wer immun ist, so wissen wir aus der Politik, ist unangreifbar, unverfolgbar. Völlige Immunität bedeutet völlige Undurchlässigkeit für Einwirkungen von außen, perfekte

Abwehr. Da aber andrerseits Leben sich nur im Austausch mit der Umgebung vollziehen kann (sonst gäbe es zum Beispiel keine Nachkommen, keine Ernährung etc.), ist absolute Undurchlässigkeit unerwünscht, das heißt, es muss ein Gleichgewicht hergestellt werden zwischen dem, was eingelassen werden muss und darf, da nützlich und lebensnotwendig, und dem, was auf jeden Fall draußen bleiben muss, da überflüssig und schädlich. Diese Kontrollfunktion ist im Körper Aufgabe des Immunsystems, das nach Art einer Grenzschutzbehörde Tag und Nacht, jede Sekunde darüber wacht, was der Organismus aufnehmen kann und was nicht. Eine Spezialabteilung dieser „Behörde" hat darüber zu wachen, ob innere Feinde in Form von Krebszellen, die sich nicht an die Regeln des Zusammenlebens halten, auftauchen und beseitigt werden müssen.

Gerade im Bereich der Immunabwehr haben Störungen, Krankheiten in letzter Zeit zugenommen und erheblich an Bedeutung gewonnen. Drei prinzipielle Störungen im Zusammenspiel zwischen Organismus und Immunabwehr sind denkbar: Eine zu schwache Immunreaktion auf Außenreize führt zum Eindringen von Erregern und zur Erkrankung an Infektionskrankheiten; eine zu starke Immunreaktion führt zur Überreaktion auf jeden potenziellen Eindringling, ob schädlich oder unschädlich, zur Allergie; eine fehlerhafte Immunreaktion führt drittens zur Verwechslung von körpereigenen Strukturen mit Erregern (Bürgerkrieg) und damit zur Selbstzerstörung, zur Autoaggressionskrankheit oder aber bei ungenügender Reaktion auf entartete Zellen zum Krebs, also ebenfalls zur Selbstzerstörung. Aus diesen kurzen Bemerkungen wird ersichtlich, welche Bedeutung das Immunsystem hat. Um so bemerkenswerter ist die Tatsache, dass neben dem Krebs in den letzten Jahren eine neue Infektionskrankheit in den Mittelpunkt des Interesses gerückt ist, die direkt das Immunsystem angreift und damit Patienten gegenüber Infektionskrankheiten wehrlos macht: HIV oder Aids.

Über Entstehung und Behandlung dieser Krankheit gibt es ähnlich viele offene Fragen wie beim Krebs, sicher ist bislang nur, dass sie chronisch beginnt, häufig längere Zeit unerkannt bleibt und mit großer Wahrscheinlichkeit zum Tode führt. Eine andere Parallele zur Krebserkrankung liegt in der Therapie mit stark toxischen Substanzen, die ihrerseits tödliche Wirkung haben können, sodass trotz aller Hoffnungen, die in diese Medikamente gesetzt werden, am Ende nicht immer klar ist, ob ein Patient nun den Folgen seiner Erkrankung oder seiner Therapie erlegen ist. Ob das bei der Untersuchung in der Regel aufgefundene HIV-Virus der Erreger dieser Krankheit ist oder nur aufgrund der Immunschwäche sich im Körper ausbreitet, ist bis heute nicht mit Sicherheit nachgewiesen. Es besteht eine deutliche Affinität dieser Erkrankung zum Sexualverkehr, zur Unterernährung, zum Drogenkonsum, also sämtlich Bereiche, in denen Abgrenzungsphänomene angesprochen sind. Bei der Sexualität sind die Schleimhäute und die Psyche Schauplatz des Geschehens, in den armen Ländern der Dritten Welt die Mangelernährung und ebenfalls die Sexualgewohnheiten, beim Drogenkonsum die Verletzung der Haut mit Nadeln als äußerste Grenzfläche des Menschen.

Es zeichnet sich in diesem Bereich eine ähnliche Pattsituation zwischen Medizin und ihrem Gegner Krankheit ab wie beim Krebs. Einzelnen Teilerfolgen steht eine prinzipielle Untherapierbarkeit der Krankheit gegenüber. Und man kann sich des Eindrucks nicht erwehren, dass die Zunahme dieser direkt lebensbedrohlichen Krankheiten eine Folge der „Erfolge" der Medizin bei der „Behandlung" der akuten Krankheiten sind. Ein anderes Beispiel für diese These liegt ebenfalls im Feld der Immunologie, bei den Allergien, die eine parallele Zunahme zur Ausweitung der

Impfungen, die ja ein medizinischer Eingriff ins Immunsystem sind, aufweisen.

Ein Übriges zur Belastung der Immunsysteme tut die zunehmende Verschmutzung von Wasser und Luft, die über toxische Stoffe, die allesamt vom Immunsystem erfasst und wenn möglich eliminiert werden sollen, den Organismus belasten. Insofern verhalten sich Naturwissenschaft, Technik und Medizin wie ein Bumerangwerfer: Jeder Schlag, der gegen die Natur geführt wird, kommt letzten Endes zurück, wird ein Schlag auch gegen den Menschen. Was hat dies alles mit Homöopathie zu tun?

Nun, eine ganze Menge, wenngleich im Rahmen dieses Buches nur Andeutungen über homöopathische Ansätze zur Behandlung dieser Probleme gemacht werden können. Wenn ein Fremdstoff, sei es ein Impfserum, sei es ein Medikament, in den Körper eingebracht wird, geschehen zwei Dinge: Zum einen ist da die direkte Wirkung auf den Körper, im Fall des Medikaments durch eine Reaktion mit einem spezifischen Rezeptor an einer Zelle, die dann eine Kettenreaktion mit der erwünschten therapeutischen Wirkung zur Folge hat, oder durch eine direkte Wirkung auf einen Erreger, die diesen liquidiert oder inaktiviert und unschädlich macht. Andrerseits jedoch wird jede in den Körper eingebrachte nicht körpereigene Substanz das Immunsystem des Körpers auf den Plan rufen und zu einer Reaktion zwingen. Neben den bekannten toxischen kommt es häufig auch zu allergischen Nebenwirkungen eines Medikaments. Im Fall der Impfung mit Fremdeiweiß wird das Immunsystem zur direkten Reaktion genötigt, unabhängig davon, ob der Körper im Augenblick der Impfung genügend Kraftreserven für einen solchen Prozess hat oder nicht. Da unser Immunsystem mit den durch Luft und Nahrung eingebrachten Fremdstoffen ohnehin genug zu tun hat, wirkt sich mehr „Therapie" zwangsläufig belastend auf das Immunsystem aus.

Impfungen sind damit wie medikamentöse Therapie, ungeachtet der guten Absicht hinter ihrer Verabreichung, schwerwiegende Eingriffe in die körperliche Unversehrtheit und durchaus zweischneidig. Die eine scharfgeschliffene Seite des Schwerts richtet sich gegen die Krankheit, die andere gegen den Kranken. Diese schwerwiegenden Nachteile fehlen bei den meisten Naturheilverfahren; bei der Homöopathie, wie aus allem bisher Dargelegten hervorgeht, entfallen sie ganz, denn in den höheren Potenzen ist keine Substanz mehr enthalten, die toxische oder immunologische Reaktionen im Körper auslösen könnte. Umgekehrt ist es so, dass viele Erkrankungen des Immunsystems, sei es die Überreaktion (Allergie) oder die Immunschwäche (Hypergie oder Anergie), homöopathisch günstig beeinflußt werden können, sei es durch homöopathische Mittel (Simile) oder durch Substanzen, die aus krankmachenden Produkten selbst hergestellt werden und dadurch nicht ähnlich, sondern gleich sind, also isopathisch. Diese Substanzgruppe wurde im Kapitel über die Nosoden schon kurz angesprochen, dieser Teilbereich der Homöopathie steckt noch in den Anfängen der Entwicklung und wächst mit der Zunahme der Erkenntnisse über toxische Substanzen.

Ein Beispiel aus der Praxis soll andeuten, was hier möglich ist. Ein Patient Mitte Zwanzig kommt wegen dauernd wieder auftretender schwerer Anginen, die zur operativen Entfernung der Mandeln geführt hatten. Nach diesem Eingriff hatte er eine Zeitlang Ruhe, in letzter Zeit aber kam es doch wieder zu Halsentzündungen, Nebenhöhlenaffektionen, häufig auftretender Bronchitis etc. Einige Versuche mit dem Simile halfen kurzfristig, Rückfälle aber erzwangen neue Behandlungen. In der ausführlichen Anamnese ist zu erfahren, dass vor allem in der Kindheit häufige Infektionen mit dem Scharlacherreger (Streptokokken) mit Penicillin behandelt werden mussten. Der

Patient erhält eine homöopathische Zubereitung dieses Erregers (Streptococcinum). Nach einer kurzen Verbesserung seines Zustandes kommt es erneut zu einer fieberhaften Krise und einem gleichzeitigen Hautausschlag am Hals und am Oberkörper. Dieser Zustand wird mit dem angezeigten Simile Sulfur behandelt, und über zwei Wochen kommt es zu einer allmählichen Verbesserung seiner Gesundheit, nach einem halben Jahr ist er zum ersten Mal seit seiner Kindheit frei von Krankheitssymptomen für mehr als zwei Monate.

Solche Zustände sind auch für erfahrene Homöopathen nicht einfach zu behandeln, das Wissen über diese Isopathika oder Nosoden ist noch zu rudimentär. Um diese Substanzen in größerem Maße nutzbar zu machen, müssen sie wie alle anderen Homöopathika auch einer Arzneimittelprüfung am Gesunden unterzogen werden, und diese zeit- und kostenaufwendigen Untersuchungen halten mit der Entwicklung immer neuer Substanzen nicht Schritt. Auch im Falle von toxischen Belastungen (Schwermetalle wie Blei, Quecksilber etc.) werden solche Behandlungsversuche unternommen, aber hier steht die Homöopathie, wie gesagt, am Beginn der Entwicklung.

Für die Wirksamkeit eines Homöopathikums ist die wesentliche Voraussetzung die, dass reaktionsfähiges Gewebe vorhanden ist, das auf die „Information" durch das Mittel noch reagieren kann. Im Fall weit fortgeschrittener Stadien schwerer Erkrankungen mit irreparablen Folgeschäden (Multiple Sklerose, Aids, Krebs und andere) ist solches Gewebe nicht mehr oder nicht mehr in ausreichendem Maße vorhanden, sodass hier die Homöopathie zu spät kommen wird. Daraus wird umgekehrt deutlich, dass es um so wichtiger ist, möglichst früh und in nicht fortgeschrittenen Stadien der Erkrankung homöopathisch zu behandeln. Man weiß zum Beispiel, dass das Entstehen von Krebszellen im menschlichen Körper eine sehr häufige Tatsache ist, dass aber ein funktionsfähiges Immunsystem diese „Schädlinge" im eigenen Organismus erkennen und beseitigen kann. Auch das Entstehen von Krebs ist in dieser Sicht, das hat die Naturwissenschaft herausgefunden, wesentlich durch dauerhafte oder auch vorübergehende Schädigungen des Immunsystems bedingt. Fremdsubstanzen, die das Immunsystem zusätzlich belasten, begünstigen damit die Vergrößerung solcher Krebsnester in einem Stadium, in dem das Immunsystem durchaus noch in der Lage wäre, den Herd zu beseitigen, wenn man es nur in Ruhe seine Arbeit tun ließe. Nur zu häufig arbeitet hier die Medizin Hand in Hand mit anderen Umwelteinflüssen, die das Immunsystem schädigen. Es sollte also nicht, wie so oft, die Homöopathie dann erst versucht werden, wenn alle anderen Therapieformen „ausgereizt" sind, sondern sie sollte am Beginn einer Behandlung stehen und nur in solchen Fällen drastischeren Formen der Behandlung weichen, wenn sie nicht zum Ziel führt. Die Wirklichkeit ist umgekehrt, außer bei jenen Patienten, die sich für ihre ständige Betreuung einen homöopathischen Arzt ausgesucht haben.

Über den Stellenwert der Homöopathie innerhalb der Gesamtmedizin wird gleich noch im letzten Kapitel zu sprechen sein. Nach dem Gesagten ist aber klar, dass in der täglichen Auseinandersetzung des individuellen Organismus mit der Umwelt die homöopathische Behandlung im Fall von krankhaften Reaktionen an erster Stelle stehen sollte. So könnte ein wesentlicher Beitrag zur Verringerung von Krankheit entstehen. Eine sanfte Therapie als Ersttherapie, die Drastik der „Eingriffsmedizin" in zweiter oder späterer Instanz, wenn es denn unumgänglich ist: So sieht in dieser Sichtweise ein zukünftiges medizinisches Konzept aus. Da es innerhalb der herrschenden Schulmeinung damit nicht zum besten bestellt ist, können nur die Patienten selbst durch kritisches Befragen ihres Arztes eine Öffnung der Medizin für solch menschenfreundliches Denken und Handeln erzielen. Den Anfang dazu machte der Arzt Samuel Hahnemann vor mehr als 250 Jahren, und ihm als dem Begründer einer Medizin der Zukunft, der mit seinen Ideen wegweisend und zu seiner Zeit so heftig bekämpft wurde wie seine Nachfolger von der Schulmedizin heute, sei der letzte Abschnitt dieses Kapitels gewidmet.

Hahnemann lebte von 1755 bis 1843, also als Zeitgenosse von Mozart, Beethoven, Goethe, Schumann, Paganini, um die kulturelle Zeitgenossenschaft hervorzuheben, denn auch seine Errungenschaft ist eine kulturelle Leistung von unschätzbarem Wert und soll hier nicht in die Nachbarschaft von Politikern und Kriegen gebracht werden. Er studierte nicht nur Medizin, sondern auch Pharmazie, und diese doppelte Fähigkeit sollte für die Homöopathie von großer Bedeutung sein; denn durch seine großen Kenntnisse in beiden Gebieten war er in der Lage, alle Arzneien von Grund auf selbst herzustellen. Er erkannte, dass die Vorstellungen über die Wirkung von Arzneien rudimentär und spekulativ waren, und so kam er auf die Idee, an sich selbst Arzneiversuche anzustellen, um die Wirkung von Arznei zu studieren. Nach der Einnahme pulverisierter Chinarinde erlebte er an sich selbst Wirkungen in Form von Fieberschüben, die große Ähnlichkeit mit einer damals auch in Europa verbreiteten Erkrankung hatten, mit Malaria. Seine Schlussfolgerung war so einfach wie genial. Wenn ein Gesunder, der Chinarinde einnimmt, davon in einen malariaähnlichen Zustand versetzt wird, so war es denkbar, dass die Krankheit Malaria mit diesem Mittel geheilt werden konnte. Dies war die Grundlage der später von ihm formulierten Ähnlichkeitsregel und die erste homöopathische Arzneimittelprüfung. Die Ausarbeitung dieser Erkenntnisse bestimmte sein weiteres Leben. Zwanzig Jahre nach jenem Chinarindenversuch verfasste er sein „Organon", ein Buch, in dem die Grundlagen der Homöopathie dargelegt sind.

Die offizielle Medizin der damaligen Zeit hatte nichts mit der heutigen Schulmedizin gemeinsam. Damals war der Aderlass eine viel angewandte Therapie, die so exzessiv betrieben wurde, dass mancher Patient die Behandlung nicht überlebte. Leopold II. wurde so ausgiebig zur Ader gelassen, bis mit seinem Tode auch die Krankheit besiegt war. Außerdem wurden Arzneigemische riesigen Ausmaßes verordnet, Arsen und Quecksilber in toxischen Dosen verabreicht, um nur einige Kunststücke aus der medizinischen Hexenküche der damaligen Zeit anzuführen. Hahnemann, der ein sehr streitbarer Geist war, wetterte mit aller Entschiedenheit gegen diese Auswüchse der „Vermutungskunst", wie er die Medizin nannte. Er schuf sich auf diese Art eine stattliche Anzahl von Feinden, und auch mit seinen Anhängern ging er nicht gerade zimperlich um, wenn sie sich eigenmächtige Abweichungen von der von ihm formulierten „reinen Lehre" gestatteten.

Wenn auch die Homöopathie von der offiziellen Lehrmedizin abgelehnt wurde, kam es im Rahmen einer Choleraepidemie, in der die Behandlungen dieses Außenseiters sich als sehr erfolgreich erwiesen, ab etwa 1830 zur Verbreitung und zunehmendem Ansehen dieser Methode. Mit den homöopathischen Arzneien Arsen, Veratrum, Kupfer und Campher u. a. starben 9 Prozent der an Cholera erkrankten Patienten, die Methoden der konventionellen Schule hatten eine Sterblichkeit von 49 Prozent zu verzeichnen. Von dieser Zeit an verbreitete sich die Homöopathie weltweit, vor allem auch in den USA, wo sie zu Ende des letzten Jahrhunderts eine große Blüte erlebte, weshalb einige der wichtigsten Nachschlagewerke amerikanischen Ursprungs sind. Heute sind die Schwerpunkte der Homöopathie in Westeuropa, Südamerika und Indien zu finden.

Es mag sein, dass die heutige Auseinandersetzung zwischen Schulmedizin und Homöopathie nicht nur inhaltlich begründet ist, sondern eine Verlängerung der geschichtlichen Fehde zwischen Hahnemann und den orthodoxen Medizinern seiner Zeit. Hierzu ist zu bemerken, dass sich die Medizin seither in einer rasanten Entwicklung zu einer seriösen, naturwissenschaftlich begründeten und kausal-logisch denkenden Disziplin entwickelt hat. Viele ihrer Errungenschaften haben für die Gesundheit der Menschen große Fortschritte mit sich gebracht, und die heute notwendigerweise zu machenden Einschränkungen und Relativierungen zeigen nur an, dass man an Grenzen gekommen ist, von wo aus neu geforscht und nachgedacht werden muss. Es ist heute eigentlich an der Zeit, dass die Gegner von einst einander besser zuhören, sodass im Interesse des Patienten die Integration des Richtigen beider Seiten den weiteren Fortschritt ermöglicht. Alleinvertretungsansprüche sind, auch aufseiten der Homöopathie, heute nicht mehr sinnvoll, und damit befinden wir uns schon im Schlusskapitel.

Zuvor soll zusammenfassend festgehalten werden, dass die verbreiteten Störungen des Immunsystems eine wesentliche Bedingung heutigen Krankseins ausmachen. Der Schulmedizin fehlen bis heute adäquate Behandlungsmöglichkeiten in diesem Bereich, darüber hinaus sind viele ihrer Methoden angetan, das Immunsystem auf Dauer weiter zu schädigen und chronische Krankheiten erst entstehen zu lassen oder zu verschlimmern. In der Zusammenarbeit mit der Homöopathie können sich neue Wege erschließen, auf Dauer auch in diesem Feld zu neuen Lösungsansätzen zu gelangen.

12. KAPITEL

Stellung der Homöopathie in der Gesamtmedizin

*Ausblick und Perspektiven.
Homöopathie als Medizin für alle und Medizin der Zukunft*

Es ist kein Geheimnis, weite Teile der Schulmedizin lehnen die Homöopathie rundweg ab, im bisher Dargelegten klang es schon einige Male an. Man steht vor einer scheinbar paradoxen Situation: Eine Heilmethode, die sich bei den Patienten zunehmender Akzeptanz und Beliebtheit erfreut, gilt der offiziellen Medizin, den Krankenkassen, den Politikern als suspekt oder schlicht unwirksam. Die Gründe dafür wurden schon dargelegt und sollen hier nur zusammengefasst werden. Da ist einmal mit dem Simileprinzip der zur vorherrschenden naturwissenschaftlichen Heilweise mit dem Gegenteil völlig konträre Therapieansatz. Da ist zum zweiten die Verwendung der Hochpotenzen mit ihrer Anwendung von Lösungen mit herausverdünnter und dynamisierter Substanz. Da ist zum dritten die Dominanz des subjektiv vom Patienten Erlebten über die objektive Diagnose. Und da ist viertens der historisch begründete Streit zwischen beiden Therapierichtungen.

Bei der Ablehnung seitens der allopathischen Ärzteschaft muss jedoch differenziert werden. In Bausch und Bogen gilt dies nur für Universitäten und Krankenhäuser, bei den niedergelassenen Ärzten sieht es etwas anders aus. Ein niedergelassener Allgemeinarzt hat zwar durch Studium und klinische Ausbildung die Regeln der konventionellen Medizin gelernt und verinnerlicht, und in Krankenhäusern mit der zeitlich begrenzten Begegnung zwischen Arzt und Patient sieht der Arzt nur die positiven, selten die später folgenden negativen Seiten seines Tuns. In der freien Praxis jedoch, wenn nach erfolgter Therapie schon kurze Zeit später die Patienten mit der gleichen Krankheit wieder in der Sprechstunde auftauchen, wird der Arzt früher oder später mit den Auswirkungen seines Tuns schonungslos konfrontiert. Viele Ärzte beginnen dann an ihrer eigenen Therapie ob deren Risiken zu zweifeln und nach Alternativen Ausschau zu halten, von denen sie in erster Linie zwei Dinge verlangen: Sie sollen weniger direkte Risiken in Form von Nebenwirkungen haben, und sie sollen die Patienten länger und nachhaltiger gesund machen. Die Idee des Heilens ist in diesem Stadium vollends zur Illusion degeneriert und verlassen worden, wenn aber schon Krankheit verwaltet werden soll, dann bitte schön sinnvoller als im Krankenhaus gelernt. So finden dann Naturheilverfahren Eingang in die Sprechzimmer, häufig auch wegen der direkten Nachfrage der Patienten, und selbst Homöopathika werden dann schon einmal verordnet, mit wenig Erfolg allerdings, wenn die Regeln nicht gelernt wurden. Dafür nun muss eine immense Arbeit der Weiterbildung in Kauf genommen werden, und wenn man sich vorstellt, wie lange ein Arzt sich in Ausbildung befindet (nach dem Abitur mindestens sechs Jahre Studium, danach Praktikum und anschließend fachspezifische Weiterbildung, also insgesamt mindestens zehn bis zwölf Jahre, häufig länger), kann man nachvollziehen, dass manch ein Mediziner davor zurückschreckt, ein weiteres Mal von vorn anzufangen, denn genau dies wird nun von ihm verlangt, wenn er sich homöopathisch weiterbilden will. Nicht nur müssen bisherige Denkweisen überprüft und relativiert werden, das zu Erarbeitende ist vor allem für den Anfänger hinsichtlich der großen Stoffmenge unübersehbar und oft abschreckend. Dennoch gehen mehr und mehr Mediziner diesen unbequemen Weg, vor allem die Hausärzte mit ihrem hohen Maß an Verantwortung für den Lebensweg ihrer Patienten, aber auch bei den Fachärzten setzt dieser Prozess manchmal ein, wenn auch bei deren hoher Spezialisierung weit seltener.

Die Ablehnung der Homöopathie vollzieht sich also nahezu durchgehend in der Universität, weitgehend im Krankenhaus, großenteils bei den Fachärzten und nur in Teilen bei den Praktikern und Allgemeinmedizinern. Letztere werden eben zuerst mit den Klagen ihrer Patienten über die Wirkungen der Allopathie konfrontiert und daher durch ihre eigenen Patienten zum Nachdenken, Umdenken und Neulernen genötigt. In dieser Situation befindet sich die Homöopathie in der Ärzteschaft in Deutschland, und in den anderen Ländern Europas dürfte es ähnlich sein.

In den Gegenstandskatalagon des Medizinstudiums kommt die Homöopathie nur als Phänomen der Medizingeschichte vor, eine Lehre der Homöopathie findet nicht statt. Wenn Medizinstudenten schon während ihres Studiums sich mit der Homöopathie vertraut machen wollen, können sie das nur mit zusätzlicher Arbeit neben ihrem ohnehin schon stoffüberfrachteten Hauptstudium tun, was an sich schon für viele ein unüberwindliches Hindernis darstellt.

Ein weiterer Erschwerungsgrund für die Ausübung der Homöopathie liegt darin, dass in den Gebührenkatalogen, die die Abrechnung der ärztlichen Leistungen regeln, keine Ziffern für homöopathische Behandlung vorgesehen sind. Die Grundstruktur dieser Leistungskataloge läuft im wesentlichen darauf hinaus, dass die technisch erbrachte Leistung fast alles, die Beratung und das Gespräch aber fast nichts gelten. Da nun aber die homöopathische Behandlung in erster Linie auf Gesprächs- und Beratungsleistungen mit enormem Zeitaufwand gründet, lässt sich eine wirtschaftliche Praxisführung unter Benutzung der angebotenen Abrechnungsziffern nicht gewährleisten. Eine zähe Lobby aus Krankenkassen und allopathischen ärztlichen Standesvertretungen hat bisher sämtlichen Versuchen der homöopathischen Ärzte, für ihre Leistungen spezifische Ziffern im Leistungskatalog zugewiesen zu bekommen, hartnäckigen Widerstand entgegengesetzt. Viele homöopathische Ärzte betreiben deshalb ihre Praxen unter Umgehung der kassenärztlichen Abrechnung als Privatpraxen, ein Umstand, der viele Patienten von vornherein davon abhält, eine homöopathische Behandlung zu beginnen. Homöopathische Kassenärzte sehen sich oft gezwungen, von ihren Patienten zumindest für die notwendige lange Erstanamnese Zuzahlungen zu verlangen. Hier sind aber kassenrechtliche Schwierigkeiten häufig der Grund für Klagen, und manch ein guter Homöopath arbeitet entweder unter Inkaufnahme einer unzureichenden Vergütung seiner Leistungen, oder er stellt nach jahrelangen Querelen mit Kassen und frustrierten Patienten dann doch um auf Privatpraxis unter Rückgabe seiner Kassenzulassung. Einige private Krankenversicherungen handeln hier weitaus vorausschauender und vergüten die von homöopathischen Ärzten erbrachten Leistungen in vollem Umfang, doch nur eine Minderheit von Patienten genießt privaten Krankenversicherungsschutz und damit die Möglichkeit, ohne zusätzliche eigene finanzielle Leistungen die Behandlung durch einen homöopathischen Arzt in Anspruch zu nehmen.

Das Paradoxon an dieser Situation liegt darin, dass sich die gesetzliche Krankenversicherung wie überhaupt das gesamte soziale Sicherungssystem in einer tiefen strukturellen und wirtschaftlichen Krise befindet, sodass auch die Inanspruchnahme der Allopathie vom Patienten immer mehr Zuzahlung bei steigenden Krankenkassenbeiträgen erfordert. Die Ausklammerung einer Medizin, die außer allen oben geschilderten Vorteilen noch den einer gravierenden Kosteneinsparung mit sich bringt, ist nur einer der vielen grotesken Aspekte unseres modernen Gesundheitssystems. Anhand der vierteljährlich erfolgenden Abrechnungen, bei denen auch die Kosten der verordneten Medikamente der Arztgruppen und der einzelnen Ärzte minutiös aufgelistet werden, zeigt es sich, dass homöopathische Ärzte um bis zu 60 Prozent geringere Arzneikosten haben als ihre allopathisch verordnenden Kollegen; bei ausschließlich homöopathisch verschreibenden Ärzten liegen die Kosten nicht selten um 80 Prozent (!) unter den Durchschnittsausgaben für Medikamente.

Diese Zahlen scheinen aber die Entscheidungsträger in Politik und Sozialwesen nicht weiter zu beeindrucken. Es muss dabei mit Sicherheit auch der Einfluss einer starken pharmazeutischen Lobby mitberücksichtigt werden und die Sorge um die damit verbundenen Arbeitsplätze. Wenn man diese unterlassenen Einsparungen addiert zu den Folgekosten eines an Nebenwirkungen reichen Gesundheitssystems, kommt man zu unvorstellbaren Summen, die für Gesundheit verpulvert werden. Dennoch scheint die grundsätzliche Weigerung der Entscheidungsträger, eine Kehrtwendung zu vollziehen und umzudenken, so fixiert, dass diese Kosten in Kauf genommen werden.

Leidtragende dieser starren Haltung sind die Patienten, und hier ist tatsächlich der einzige Ausblick auf Änderung der Situation festzustellen. Ungeachtet der lockenden Verheißungen der Schulmedizin unter gleichzeitiger Verdammung der Homöopathie, hat bei den Patienten längst der fällige Umdenkungsprozess eingesetzt. Wenn schon nicht allein aufgrund der steigenden Kosten, dann eben durch das Verspüren der Folgen allopathischen Tuns am eigenen Leibe sucht eine ständig größer werdende Zahl kritischer Patienten die Behandlung durch Homöopathie. Nachdem lange Zeit nur hoffnungslos chronisch Kranke sozusagen als letzte Instanz den Homöopathen aufsuchten, gibt es eine wachsende Zahl von Patienten, die es gar nicht so weit kommen lassen wollen, die von vornherein die Segnungen der Naturwissenschaften nicht am eigenen Leibe ausbaden wollen. Wenn sie in die Hände eines gut ausgebildeten homöopathischen Arztes kommen, weiß dieser sehr wohl zu entscheiden, wann homöopathisch behandelt werden kann und wann der allopathische „Eingriff" unumgänglich scheint. Gerade die Qualität der homöopathischen Weiterbildung ist in den letzten Jahren durch die konsequenten Bemühungen der homöopathischen Ärzteschaft erheblich verbessert worden, derzeit wird an international verbindlichen Richtlinien zur Erzielung von Qualitätsstandards von hohem Rang gearbeitet, sodass die Sicherheit für die Patienten wachsen wird, in qualifizierte homöopathische Behandlung zu kommen. Auf absehbare Zeit dürfte es nicht möglich sein, die Homöopathie in den Ausbildungskatalog des Medizinstudiums und der Lehrkrankenhäuser zu integrieren, wie dies zum Beispiel in Indien geschieht, wo Allopathie und Homöopathie nebeneinander und teilweise auch schon miteinander funktionieren. Erst dies aber, die Integration der Homöopathie in die Gesamtmedizin mit der Priorität in der Primärversorgung, wird dazu beitragen, die Medizin aus dem Dilemma herauszuführen, in dem sie sich zur Zeit befindet.

Bis dies geschieht, wird aber noch viel Zeit vergehen und viel Überzeugungsarbeit geleistet werden müssen, und in der Zeit bis dahin müssen die Patienten lernen, sich selbst für die ihnen zuträglichste Behandlungsform zu entscheiden. Wer unbedingt für jeden banalen Infekt die entsprechenden Hemmer (in der Aussprache ironischerweise nicht zu unterscheiden von „Hämmer") nebst Antibiotika verordnet haben will zur Erzielung eines drastischen Effekts, braucht nicht zum Homöopathen zu gehen. Viele

Patienten aber wissen gar nicht, wofür und wogegen sie sich entscheiden. Eine Entscheidungshilfe für kritische, neugierige und bewusste Patienten will dieses Buch sein. Für alle, die dann noch tiefer in die Materie oder gar die „Materia Medica" eindringen wollen, ist im Anhang des Buches eine kleine Literaturliste zusammengestellt, nicht nach dem Prinzip wissenschaftlicher Vollständigkeit, sondern unter dem Gesichtspunkt der Lesbarkeit auch für nicht medizinisch vorgebildete Laien. Ein Glossar mit der kurzen, stichwortartigen Erklärung der wichtigsten in diesem Buch verwendeten Begriffe soll den Leitfaden abrunden.

Zum Schluss, sozusagen als letztes Fallbeispiel, will ich kurz meinen eigenen Weg innerhalb der Medizin schildern, der typisch sein dürfte für die Entwicklung so manchen Schulmediziners zur Homöopathie. Nach sechsjährigem Studium schloss sich eine fünfjährige Krankenhauszeit an mit der Arbeit auf chirurgischen und internistischen Stationen und der Wochenend- und Nachtdienstbetreuung von Belegabteilungen für HNO, Augen, Gynäkologie und Geburtshilfe. Danach folgte die Niederlassung in einer Gemeinschaftspraxis, in der ich unverzüglich daranging, die in diesen insgesamt elf Jahren erworbenen theoretischen und praktischen Kenntnisse im Praxisalltag anzuwenden. Schon bald kam es zu frustrierenden Erlebnissen, die in dieser Form im Krankenhaus nicht aufgetaucht waren. Vor allem eine bestimmte Gruppe von Erkrankungen stellte mich auf die Dauer vor Probleme, das waren zuerst die Harnwegserkrankungen von Frauen jüngeren und mittleren Alters. Im Krankenhaus waren solche „Blasenentzündungen" stets erfolgreich mit Antibiotika behandelt worden, nach der Entlassung aus der stationären Behandlung übernahm natürlich der jeweilige Hausarzt die weitere Betreuung, sodass die Nachbeobachtung der Patientinnen entfiel.

In der Praxis nun machte ich häufig die Erfahrung, dass mit Antibiotika und schmerz- und entzündungshemmenden Medikamenten die akute Symptomatik in der Regel gut zu beherrschen war, die Kontrolluntersuchung inklusive Urinstatus erbrachte meist nach acht bis zehn Tagen den gewünschten Erfolg. Sehr häufig ergab sich dann jedoch der unerfreuliche Umstand, dass dieselben Patientinnen schon wenige Wochen nach der Behandlung erneut in die Sprechstunde kamen mit den gleichen Beschwerden. Die Wiederholung der Behandlung erbrachte zwar auch Besserung, jedoch längst nicht mehr so häufig, oft mussten Antibiotika wegen bestehender Resistenzen abgesetzt und andere eingesetzt werden, die Behandlungszeiten verlängerten sich, der Urologe wurde hinzugezogen, kurz, das Vertrauen zwischen Patientin und Arzt wurde mangels eines Erfolges brüchig.

Da ähnliche Erfahrungen auf anderen Gebieten nicht ausblieben, suchte ich nach therapeutischen Alternativen und besuchte in Freudenstadt die bekannten Fortbildungsveranstaltungen der Naturheilverfahren, unter anderem auch homöopathische Kurse. Dort machte ich zum einen die Entdeckung, dass es anderen Medizinern ähnlich erging wie mir. Zum anderen musste ich konstatieren, dass die Naturheilverfahren ebenso wie die Schulmedizin nach Indikation und Diagnose behandelten, dabei aber Mittel einsetzten, die nach dem Prinzip der Regulation arbeiteten und sehr nebenwirkungsarm waren, wenn auch häufig nicht so wirkungsvoll wie die stärker wirksamen pharmazeutischen Präparate. Die Homöopathie dagegen war anfangs ein schwer verdaulicher Brocken, denn mit dem Simileprinzip und der Verwendung von potenzierten Arzneien war ein gänzlich von der Schulmedizin verschiedenes Denken erforderlich, das meine bisher gelernten Kenntnisse gründlich in Frage stellte. Verunsichert, aber gewillt, wenigstens den Versuch zu wagen, nahm ich nach einer Woche intensiven Studiums von Grundlagen und einigen wenigen Arzneimittelbildern den alltäglichen Kampf mit der Krankheit wieder auf. Und siehe da, schon mit dem wenigen, das ich gehört hatte, war im einen oder anderen Fall ein Effekt zu erzielen, den ich nach meinem schulmedizinischen Wissensstand nicht für möglich gehalten hatte. Mittel wie Cantharis oder Berberis, Sepia und andere Arzneien waren gelegentlich durchaus in der Lage, einen dieser Harnwegsinfekte ebenso sicher zu beenden wie Antibiotika. Zugegeben, solche Erfolge waren anfangs die Ausnahme, die konventionellen Mittel mussten mit den schon sattsam bekannten Dauereffekten weiterhin sehr oft eingesetzt werden. Schließlich und nach längerem Abwägen biss ich endlich in den sauren Apfel und begann mit dem Studium der Homöopathie, besuchte Weiterbildungen und Abendkurse, nicht ahnend, worauf ich mich da eingelassen hatte. Mit jedem Mehr an homöopathischem Wissen wuchs auch die Erkenntnis, dass ich wieder einmal am Anfang stand. Vor allem die positiven Erfahrungen mit den Patienten hielten mich „auf Kurs", und erst heute vermag ich mit Sicherheit zu sagen, dass sich der vermeintliche Umweg gelohnt hat, auch wenn es wohl den meisten Homöopathen wie mir auch sehr lange so geht, dass man stets das Gefühl hat, nach all der Lernerei und Studiererei dennoch nur einen kleinen Teil des verfügbaren Wissens tatsächlich zur Verfügung zu haben. Zum Glück verfügt die Homöopathie über ein ausgefeiltes Regelwerk zu ihrer Anwendung, mit dessen Hilfe man gezielt und mit wachsender Sicherheit verordnen kann. Der Verzicht auf das sichere Schema aus schulmedizinischer Zeit und der Einstieg in die Bereitschaft, jeden Fall individuell zu betrachten, waren für mich die ärgste Hürde, werden am anstrengendsten erlebt. Bei aller Technik und allem Arzneiwissen – jeder Patient muss in seiner Einzigartigkeit verstanden werden, ehe die Therapie beginnen kann. Wenn in der Schulmedizin die Götter vor die Therapie die Diagnose gesetzt haben, so ist es in der Homöopathie die differenzierte Erfahrung jedes einzelnen Patienten, die vor der Verordnung des Simile steht.

Zum Schluß sei allen, die bis hierher gefolgt sind, für die Bereitschaft gedankt, sich auf das Abenteuer homöopathischen Denkens einzulassen. Wenn nach der Lektüre dieses Buches Patienten ihren Ärzten hin und wieder einige kritische Fragen bezüglich ihres Tuns stellen, hat es seinen Zweck erreicht. Der berühmte griechische Arzt G. Vithoulkas nannte die Homöopathie die Medizin der Zukunft. Kranke Menschen, Patienten haben vor allem die Möglichkeit, die Weichenstellung in der Medizin Richtung Zukunft einzufordern, und dieser Leitfaden für an der Homöopathie interessierte Patienten möchte dazu beitragen.

Literatur

Bei dieser Literaturliste handelt es sich nur um einen kleinen Ausschnitt; Vollständigkeit kann hier nicht angestrebt sein. Zuerst sind einige Titel für den homöopathisch-medizinisch interessierten Laien bzw. zur Selbstbehandlung angeführt. Dann folgen für Interessierte einige Lehrbücher, Grundlagenwerke sowie einige jener wichtigen Werke der Homöopathie, auf die im Text Bezug genommen wurde.

Schriften für Patienten – Laienhomöopathie
1. Roy: Homöopathischer Ratgeber bei Notfällen
2. Cummings/Ullman: Das Hausbuch der Homöopathie
3. Hammond: Krankheiten homöopathisch behandeln
4. Roy: Homöopathischer Ratgeber bei Reisen
5. Panos/Heimlich: Homöopathische Hausapotheke

Lehrbücher
6. Köhler, Gerhard: Lehrbuch der Homöopathie, 2 Bände
7. Braun, Arthur: Methodik der Homöopathie
8. Illing, K.-H.: Lehrbuch der Homöopathie, 4 Bände

Nachschlagewerke
a) komprimierte Symptomensammlungen
9. Nash, E. B.: Leitsymptome in der homöopathischen Therapie

10. Voegeli: Leit- und wahlanzeigende Symptome in der Homöopathie
11. Gerd-Witte, Heinrich: Kompendium der homöopathischen Arzneisymptome.

b) Arzneimittellehren

12. Voisin, Henri: Materia Medica des homöopathischen Praktikers.
    Übersetzung von Dr. H. Gerd-Witte
13. Charette, Gilbert: Homöopathische Arzneimittellehre für die Praxis. Übersetzung Dr. Stockebrand
14. Vithoulkas, George: Materia Medica Viva, bisher 6 Bände
15. Coulter, Catherine: Porträts homöopathischer Arzneimittel

Materia Medica: Nachschlagewerke der Prüfungssymptome

16. Allen, Timothy F.: The Encyclopedia Of Our Materia Medica, 10 Bände
17. Clarke, John Henry: A Dictionary of Practical Materia Medica, 3 Bände
18. Hering, Constantin: The Guiding Symptoms of our Materia Medica, 10 Bände

Repertorien

19. Kent, James Tyler: Kent's Repertorium. Übersetzt und herausgegeben: Dr. Georg von Keller und Dr. Künzli v. Fimmelsberg
20. Barthel, Horst / Klunker, Will: Synthetisches Repertorium, 3 Bände
21. Barthel, Horst: Repertorium Generale
22. Boericke, William: Homöopathische Mittel und ihre Wirkungen

Grundlagenwerke
23. Vithoulkas, George: Medizin der Zukunft
24. Gebhardt, K. H. (Hrsg.): Beweisbare Homöopathie
25. Fritsche, Herbert: Samuel Hahnemann. Idee und Wirklichkeit der Homöopathie
26. Hahnemann, Samuel: Organon der Heilkunst. 6. Auflage
27. Ders.: Reine Arzneimittellehre, 6 Bände
28. Ders.: Die chronischen Krankheiten, 5 Bände
29. Kent, James Tyler: Theorie und Philosophie der Homöopathie. Bearbeitung: Dr. Künzli v. Fimmelsberg

Sonstige Literatur
30. Coulter, Harris: Dreifachimpfung – ein Schuß ins Dunkle
31. Dahlke, Rüdiger: Bewusst Fasten
32. Dethlefsen/Dahlke: Krankheit als Weg
33. Dahlke: Krankheit als Sprache der Seele

Adressen
Deutsche Gesellschaft zur Förderung naturgesetzlichen Heilens e.V., Felix-Fechenbach-Straße 39, 32756 Detmold. Sie gibt eine lesenswerte Zeitschrift „Homöopathie aktuell" für Patienten heraus und kann auch Auskünfte erteilen über gute homöopathische Ärzte (www.homoeopathie-aktuell.org).
Deutscher Zentralverein homöopathischer Ärzte DZVhÄ, Am Hofgarten 5, 53113 Bonn (www.dzvhae.de). Für alle die Homöopathie betreffenden Informationen, es gibt ein Mitgliederverzeichnis mit allen homöopathischen Ärzten in Deutschland, unterteilt in Landesverbände, die Adressen können ebenfalls beim DZVhÄ erfragt werden.

Kleines Lexikon der wichtigsten Begriffe

Ähnlichkeitsregel
Grundlegende Regel für das homöopathische Behandeln. Besagt, dass aus der „Materia Medica" diejenige Arznei für den Patienten auszuwählen ist, die der Gesamtheit der Symptome des Patienten am ähnlichsten ist.

Arzneimittelbild
Gesamtheit der Symptome, die ein Arzneimittel in der homöopathischen Arzneimittelprüfung hervorzurufen imstande ist bzw. hervorgerufen hat. Aus der Zusammenstellung der erprüften und überprüften Symptome ergibt sich ein charakteristisches Profil, das jede Arznei deutlich von den anderen Arzneien abhebt.

Arzneimittelprüfung
Wird für jede Substanz in verschiedenen Potenzierungen am Gesunden durchgeführt. Arznei wird dabei für eine definierte Zeit eingenommen, längstens bis zum Auftreten von Symptomen. Diese werden notiert, mit den Symptomen anderer Prüfer verglichen und in der „Materia Medica" niedergeschrieben. In der Synthese dieser Symptome ergibt sich das Arzneimittelbild.

Diagnose
Der zentrale Begriff der Schulmedizin. Aufgrund der Diagnose kommt es zur Anwendung eines Therapieschemas. Sie ist der Name für eine Krankheit und benötigt keine individuelle Information durch den Patienten, sondern ist für jeden Patienten mit einer bestimmten Krankheit gleich. Bei der homöopathischen Bewertung steht sie an letzter Stelle.

Dosierung
Definition von Menge und Häufigkeit einzunehmender Medikamente. In der Schulmedizin werden hohe Dosen regelmäßig über bestimmte Zeiträume, manchmal lebenslang, angewandt. In der Homöopathie wird (außer bei den Q-Potenzen) die Einmaldosis in sehr hoher Potenzierung angestrebt.

Dynamisierung
Verarbeitungsvorgang, der aus einer Substanz eine homöopathische Arznei macht und aus zwei Teilen besteht: a) Verdünnung und b) Verschüttelung. Durch die Verdünnung wird die Toxizität pro Schritt geringer bis zum Ziel einer nicht mehr vorhandenen Substanzwirkung. Durch die Verschüttelung wird die Dynamis, die heilende Kraft, je Schritt größer.

Erstverschlimmerung
Dieses auch Arzneikrankheit genannte Phänomen besagt, dass es nach der Einnahme einer homöopathischen Arznei zu einer geringen und kurzdauernden Verschlimmerung der Krankheitssymptome kommen kann, ehe dann die Ausheilung erfolgt. Das Auftreten der Erstverschlimmerung ist prognostisch ein sehr günstiges Zeichen.

Fallaufnahme
Wird auch Anamnese oder Erstanamnese genannt. Ein sehr ausführliches, gründliches und vertrauensvolles Gespräch zwischen Arzt und Patient zur Erarbeitung der vorhandenen Symptome aus der körperlichen, emotionalen und geistigen Sphäre. Zentraler Bestandteil der homöopathischen Arzt-Patient-Begegnung und für die Arzneimittelfindung unerlässlich. Oft in mehreren Teilen von erheblicher Dauer erforderlich.

Follow-up
Das zweite und jedes weitere folgende Gespräch zwischen Arzt und Patient nach der ersten Verordnung eines homöopathischen Mittels, wobei der Beurteilung der Wirkung des Mittels und dem weiteren Vorgehen die wesentliche Bedeutung zukommt.

Gesamtheit der Symptome
Das wesentliche Anliegen des homöopathischen Arztes, sämtliche Symptome des Patienten in ihrer Gesamtheit zu erfassen, da nur dadurch der Vergleich mit den Symptomensammlungen der Medikamente sinnvoll wird. Dabei geht es nicht um möglichst viele, sondern um möglichst charakteristische Symptome, die den Patienten in seiner Besonderheit kennzeichnen.

Globuli
Auch Kügelchen genannt, kleine Streukügelchen aus Milchzucker, die die Träger der aufgesprühten homöopathischen Arznei sind. Hauptdarreichungsform homöopathischer Arznei. Es gibt auch Trituration (Verreibung), Tabletten und Flüssigkeiten (Tropfen).

Heringsche Regel
Wichtige Regel zur Verlaufsbeurteilung bei einer homöopathischen Behandlung. Sie besagt, dass die Symptome während einer Behandlung in der umgekehrten zeitlichen Reihenfolge ihres Auftretens sowie von innen nach außen und von oben nach unten verschwinden sollten.

Hierarchie
Bewertungskriterium der gesammelten Symptome. Für die Arzneifindung sind einmal die charakteristischen, ungewöhnlichen Merkmale einer Krankheit, dann die Symptome aus dem psychisch-geistigen Bereich von besonderem Interesse, weshalb sie in der Bewertung ganz oben stehen (Hierarchisierung). Es folgen die Allgemeinsymptome und Modalitäten sowie die Lokalsymptome und Diagnosen.

Konstitutionsmittel
Ein häufig und nicht ganz glücklich gewählter Ausdruck für das Simile, das ähnlichste Mittel für einen Patienten, wobei neben den eigentlichen Symptomen auch konstitutionelle Merkmale wie Haarfarbe, Körperbau, Temperament usw. in die Gesamtheit der Symptome mit einbezogen werden. Die Konstitution wird nicht behandelt, da sie ein Teil des individuellen Ganzen des Menschen ist, aber sie wird zur Auswahl der Arznei in die Betrachtung miteinbezogen.

Materia Medica
Umfangreiche Nachschlagewerke mit allen erprüften Symptomen von homöopathischen Medikamenten sowie teilweise auch deren klinischer Verifizierung (geheilte Symptome im Lauf einer homöopathischen Behandlung, die durch eine Prüfung nicht bekannt waren). Sie enthält derzeit Information von einigen wenigen bis mehreren

tausend Symptomen je nach Arznei von derzeit etwa 2500 Arzneien. Durch weitere Prüfungen wächst der Umfang ständig.

Nebenwirkung
Unerwünschte Wirkung bei allopathischen oder schulmedizinischen Medikamenten, die in Nebenwirkungslisten aufgelistet sein müssen. Zwingen häufig zum Absetzen der Medikamente oder Ändern der Therapie. Hat nichts zu tun mit der Erstverschlimmerung der homöopathischen Medikamente, die ein günstiges Zeichen ist und die wahrscheinliche Heilung anzeigt.

Potenz
Zeigt mit Buchstaben und Zahlen den Dynamisierungsgrad einer Arznei und damit auch deren potenzielle Heilkraft an. Man unterscheidet D-Potenzen, C-Potenzen und Q- oder LM-Potenzen. Ein Medikament in der D6 wurde sechsmal 1 : 10 verdünnt und dabei sechsmal je zehnmal verschüttelt. Verdünnungen allein ergeben keine Potenzen.

Repertorium
Haupthandwerkszeug jedes guten Homöopathen. Eine riesige Liste von Symptomen, angeordnet nach einem allgemein verbindlichen Schema (Kopf bis Fuß; Geist und Gemüt zuerst, Allgemeinsymptome zuletzt). Hinter jedem Symptom sind die zugehörigen Arzneien aufgelistet. Hauptarbeit für Arzt und Patient bedeutet die Übertragung der Symptome des Patienten in die Symptomensprache des Repertoriums. Die repertorisierbaren Symptome werden nach den Regeln der Hierarchisierung aufgelistet. Aus den dann übrigbleibenden Mitteln wird mithilfe des Studiums der Nachschlagewerke („Materia Medica") das Simile ermittelt, das einzig für den betreffenden Patienten passende Mittel.

Simile
Das ähnliche Mittel, also dasjenige, das nach Fallaufnahme, Sichtung und Wertung der Symptome, Repertorisation und Vergleich in der „Materia Medica", möglichst unter Berücksichtigung konstitutioneller Merkmale, am ähnlichsten ist. Zwei Listen von Symptomen (Patientenliste und Medikamentenliste) sollen möglichst weitgehend übereinstimmen. Wenn man diesen Prozess der Mittelfindung konsequent genug vorantreibt, kommt man zum einzig für diesen einen Patienten in Betracht kommenden Mittel. Manche Homöopathen nennen dieses so gründlich gewonnene Simile das „Simillimum".

Ganzheitliches Fasten als spirituelle Erfahrung

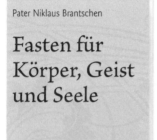

Pater Niklaus Brantschen
Fasten für Körper, Geist und Seele
120 Seiten | Kartoniert
ISBN 978-3-95474-000-0

Neben der Pilgerreise ist Fasten nach wie vor eine der populärsten spirituellen Übungen, Gesundheitsfasten bietet fast jeder Kurort an, dabei fasziniert und erschreckt das Fasten gleichermaßen.

Der Jesuitenpater Niklaus Brantschen gibt in diesem Buch zahlreiche praktische Hinweise, beschreibt einen Fasten-Getränkeplan und eine Nachfastendiät und klärt ausführlich viele Missverständnisse über das Fasten auf.

In jeder Buchhandlung   www.aira-verlag.de

Der geistige Aufbruch zu neuer Gesundheit

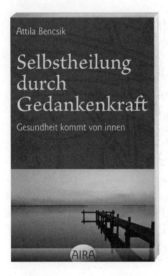

**Attila Bencsik
Selbstheilung durch
Gedankenkraft**
Gesundheit kommt von innen
160 Seiten | Kartoniert
ISBN 978-3-95474-001-7

Gesundheit und körperliche wie geistige Wellness sind ganzheitliche Phänomene – was wir über uns selbst denken, welche Bilder wir im Kopf haben, ist von entscheidender Bedeutung. Die rund zwanzig ausführlich dargestellten »Gelenkten Imaginationen«, Phantasiereisen und Übungen ermöglichen es jedem Leser, innere Ressourcen zu aktivieren, Abwehrkräfte aufzubauen, negative Gefühle wie Ärger, Ängste und Enttäuschungen zu verarbeiten und abzubauen und in positive Gefühle umzuwandeln.

In jeder Buchhandlung   www.aira-verlag.de